Funktionsstörungen erkennen und behandeln

Siegfried Leder

D1663695

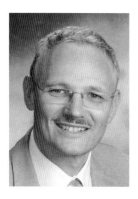

Zahnarzt Siegfried Leder, Jahrgang 1961, hat an der bayerischen Julius-Maximilian-Universität in Würzburg Zahnmedizin studiert. Nach seiner Approbation war er als Assistenzzahnarzt in verschiedenen Praxen tätig. Er absolvierte eine umfassende Fort- und Weiterbildung auf den Gebieten der Funktionsanalyse, der Implantologie, der Kieferorthopädie, der Akupunktur, der zahnärztlichen Hypnose, der Schmerztherapie, der Hirnphysiologie, der Biofeedbacktherapie, der Psychologie sowie der kraniosakralen Osteopathie. Siegfried Leder ist als Referent für zahlreiche Institute und Firmen europaweit tätig. Niedergelassen als Privatzahnarzt in Poing/München ist sein ausschließliches Arbeitsgebiet die evidenzbasierte ganzheitliche Behandlung von Kopf- und Gesichtsschmerzen sowie kraniomandibulären Dysfunktionen.

Praxisorientiertes und praxiswirksames Expertenwissen für Zahnärzte

Siegfried Leder

Funktionsstörungen erkennen und behandeln

3., überarbeitete und erweiterte Auflage

 Fachinformationen

Korrespondenzadresse:
Siegfried Leder
Zahnarzt
Rauschbergweg 10d
85435 Erding

Hinweis

Der wissenschaftliche Fortschritt in Medizin und Zahnmedizin führt zu immer neuen Erkenntnissen. Autor und Verlag haben große Mühe darauf verwendet, dass das Buch dem Wissensstand bei der Abfassung entspricht. Änderungen sind jedoch grundsätzlich möglich. Der Leser wird daher gebeten, Therapieempfehlungen und Behandlungsverfahren zu prüfen. Die Entscheidung für eine bestimmte Therapie liegt letztendlich in der Verantwortung des behandelnden Arztes und Zahnarztes.

Bibliografische Information der Deutschen Bibliothek

Die Deutsche Bibliothek verzeichnet diese Publikation in der Deutschen Nationalbibliografie;
detaillierte bibliografische Daten sind im Internet über http://dnb.ddb.de abrufbar.

3., überarbeitete und erweiterte Auflage
Copyright 2010 by Spitta Verlag GmbH & Co. KG
Ammonitenstraße 1, 72336 Balingen, http://www.spitta.de
Printed in Germany

Satz: Josef Freudenmann, Jungingen
Druck: Kessler Druck + Medien, 86399 Bobingen
ISBN: 978-3-941964-17-4

Inhalt

Vorwort

Geleitwort zur zweiten Auflage

Funktionsstörungen des stomatognathen Systems – kraniomandibuläre Dysfunktionen – erfreuen sich seit einigen Jahren wieder wachsender Aufmerksamkeit unter den zahnärztlichen Kolleginnen und Kollegen. Deutlich erkennbar wird dies unter anderem an gut besuchten Fortbildungsveranstaltungen – zum Beispiel den jährlichen Jahrestagungen der Deutschen Gesellschaft für Funktionsdiagnostik und Therapie in Bad Homburg (Türp 2008) – und einer kaum mehr überschaubaren Zahl an Lehrbüchern und Fachartikeln. Jedoch bleibt das Interesse nicht auf die Zahnärzteschaft beschränkt: Auch Angehörige anderer Berufszweige, wie Physio- und Psychotherapeuten, widmen sich zunehmend den mit Funktionsstörungen verbundenen klinischen Problemen, bei denen meist der Schmerz und seine Folgen im Vordergrund stehen.

Siegfried Leder gehört zu der Handvoll niedergelassener Kollegen in Deutschland, die sich entschlossen haben, ihre zahnärztliche Tätigkeit weitestgehend auf die Behandlung von orofazialen Schmerzen und Funktionsstörungen zu konzentrieren. Für diese Entscheidung gebührt ihm höchste Anerkennung – auch von medizinethischer Seite. Hier geht es nämlich um deutlich mehr als um die in der Zahnärzteschaft äußerst beliebte, für die Gesundheit aber meist völlig irrelevante Frage nach ästhetischer Verschönerung von dunkelweißen oder mathematisch nicht exakt im Zahnbogen stehenden *Zähnen*. Es geht vielmehr um leidende *Menschen*, genauer: um *Patienten* (*lat.* patiens: leidend, erduldend). Und diese Patienten, nach Buytendijk (1948) charakterisiert durch das „Getroffen-*Sein*", haben unsere ungeteilte Aufmerksamkeit verdient!

Die Entscheidung einer zahnärztlichen Spezialisierung auf schmerzhafte und nicht-schmerzhafte funktionelle Beschwerden erfordert Mut. Die diesbezüglich hoffnungslos veraltete deutsche Gebührenordnung für Zahnärzte (GOZ) – vom Bewertungsmaßstab zahnärztlicher Leistungen (BEMA) ganz zu schweigen – erlaubt in der Regel nämlich keine adäquate Honorierung der notwendigen diagnostischen und therapeutischen Leistungen – ganz im Gegensatz etwa zur Tarifordnung der Schweizerischen Zahnärzte-Gesellschaft (www.sso.ch). Weil gewisse, heute als unabdingbar angesehene Maßnahmen unterbleiben, da sie nicht in der Gebührenordnung aufgeführt sind, während andererseits abrechnungsfähige diagnostische Methoden, deren Nutzen als sehr fraglich angesehen wird, zum Einsatz kommen, bleiben viele Patienten gleichzeitig unter- *und* überversorgt (Türp 2002 b, c). Aus diesem Grunde bedarf es besonderer Kompetenz und langjähriger Erfahrung, wenn man sich, mit beiden Füßen fest auf dem Boden der heutigen wissenschaftlichen Evidenz stehend, funktionsgestörten (Schmerz-)Patienten widmet.

So entspringen auch die Inhalte dieses Lehrwerks der langjährigen engagierten Beschäftigung des Autors mit der von ihm dargestellten Materie. Herausgekommen ist ein handliches Buch aus der Praxis für die Praxis, das nach seiner Erstveröffentlichung im Jahre 2005 nun in einer überarbeiteten zweiten Auflage vorliegt und vielen Kollegen ein nützlicher Begleiter sein wird.

Jens Christoph Türp, Universität Basel

Foreword for 3rd edition

The decision by Siegfried Leder to publish a third edition of his book on the diagnosis and management of craniomandibular pain and dysfunction (also known as temporomandibular disorders, or TMDs) is another indication of his dedication to this important topic. His German language book has previously been recognized in his country as a significant contribution to this constantly changing subject, especially because of its evidence-based approach to the controversial issues that permeate this field.

As an American who has been deeply immersed in the evolution of the orofacial pain field for over 40 years, I have seen many concepts about TMDs come and go over the years – not only in my own country, but in many countries around the world. At times I have been envious of my colleagues in certain European countries (e.g., Sweden and Holland), because most academicians and clinicians in those countries seemed to make the transition from old mechanistic concepts of TMD etiology and treatment to modern concepts of orofacial pain management rather easily. This has not been the case in my country, nor in Germany, where we still see enormous resistance from many members of the dental community to the adoption of a medical biopsychosocial model. Despite the nearly universal agreement by researchers around the world that TMDs are orthopedic problems (similar to those that afflict other joints in the human body), which usually can be treated with conservative and reversible therapies, dentists in many countries continue to focus on occlusal relationships, jaw malalignments, and so-called neuromuscular imbalances. This belief framework leads them to prescribe and perform an astonishing variety of bite-changing and jaw-repositioning therapies. Since TMD patients respond positively to a number of different treatments (including very positive responses to various placebos), these dentists may feel justified in continuing to practice this way. Unfortunately, when their patients do not respond well to treatment, they often neglect the issues of pain chronicity and the psychosocial impact of that pain on the lives of those patients. Instead of behaving like oral physicians and utilizing the vast amount of information produced by medical pain researchers in the past quarter-century, they seem to think that the TMJ is different in ways that require a parochial dental approach to its problems.

Therefore, a book like the one produced by Siegfried Leder becomes even more important for those clinicians who want to follow contemporary guidelines for the diagnosis and treatment of TMDs. In a series of logically sequenced chapters, he introduces the reader to the basic concepts of pain phenomena in general as well as the particular aspects of TMD. Topics include acute versus chronic pain, psychosocial considerations, placebo effects, and many others, Diagnostic procedures, including the use of pain questionnaires, are described in detail. Therapeutic options take a large space in this textbook, with an emphasis on conservative and reversible approaches. Although written for practitioners by a practitioner, the facts underlying his perspectives are supported by more than 250 scientific text sources.

As a result, Siegfried Leder is offering readers something that fulfills two main objectives at the same time. First, they will see what the evidence produced in the past quarter-century tells us about which of the many current TMD diagnosis and treatment concepts have been introduced and substantiated through credible research. And second, they will have a clinically relevant guidebook to help them manage the patients who come to them for appropriate treatment – defined as not too much, not too little, but just the right kind and right amount to solve their problems. One cannot ask much more from a single book on an important topic.

Charles S. Greene, DDS, Clinical Professor am UIC College of Dentistry in Chicago

Danksagung zur ersten Auflage

Dieses Buch widme ich in Liebe meiner Ehefrau Andrea und meinen Töchtern Susanne und Beatrix sowie meinen Eltern. Mein herzlichster Dank gebührt vor allem den integren und loyalen Kollegen Zahnarzt Holger Dennhardt, Dr. Gerd Christiansen und Dr. Sebastian Steer sowie dem Osteopathen Hannes Wieser. Für die hervorragende zahnärztliche Ausbildung bedanke ich mich bei Prof. Dr. Bernd Klaiber und Prof. Dr. Thomas F. Flemmig. Dem Spitta Verlag, namentlich Frau Johanna Graf und Frau Kerstin Gotthardt, danke ich für die Unterstützung bei der Realisation dieses Projektes. Für die zahntechnischen Arbeiten zeichneten Zahntechnikerin Frau Kathrin Hauser sowie Frau Simona Dolezalkowa verantwortlich.

Danksagung zur zweiten Auflage

Ohne die Geduld meiner Frau Andrea und meiner beiden Töchter Susanne und Beatrix wäre die 2. Auflage dieses Buches nicht zustande gekommen. Sie mussten viele Wochen Mann und Vater entbehren. Dafür schulde ich zutiefst Dank. Bedanken möchte ich mich auch bei Frau Illek vom Spitta Verlag für ihre Mühe und Hilfe. Dieses Buch widme ich meinen Eltern, vor allem meinem Vater, der das Erscheinen leider nicht mehr miterleben konnte.

Siegfried Leder, Juli 2008

1
Einleitung

Strukturelle Schwierigkeiten der Funktionslehre

Viel zu lange schon hat sich die Zahnheilkunde aus der Medizin aus-
grenzen lassen, dabei ist sie als ureigenste Disziplin untrennbar mit
dieser verbunden. Politischen Strömungen und wirtschaftlichen Zwän-
gen zum Trotz fühlen sich jedoch viele zahnärztliche Kolleginnen und
Kollegen als vollwertige Ärzte. Wer die Funktionsanalyse und die Funktionstherapie zum Wohle seiner Patienten in sein Praxiskonzept integriert, handelt zutiefst medizinisch, blickt weit über sein „Lizenzloch"
hinaus und hat deutlich weniger Schwierigkeiten mit „unvorhersagba-
ren" Problemen, wie sie beispielsweise nach umfangreichen prothetischen Maßnahmen auftreten.

Umfassender Behandlungsansatz

Allerdings erschweren dem niedergelassenen zahnärztlichen Allge-
meinpraktiker vielfältige Schwierigkeiten den Zugang zur Funktionslehre. Unter anderem ist die universitäre Ausbildung, Ausnahmen
bestätigen die Regel, zu stark auf Akutschmerztherapie ausgerichtet.
Chronische Schmerzphänomene werden nur unzureichend gelehrt
und die psychosomatische und psychosoziale Komponente wird völlig
außen vor gelassen. Aber auch die postuniversitäre Fort- und Weiterbildung – weil zeit- und kostenintensiv, äußerst diagnoselastig und oft
wenig evidenzbasiert –, macht es dem voll im Berufsleben stehenden
Zahnmediziner nicht gerade leicht.

Aus-, Fort- und Weiterbildung

Hinzu kommen terminologische Unschärfen. So wird in der einschlägigen Literatur eine Vielzahl von Synonymen für Funktionsstörungen mit
oder ohne Schmerzen gebraucht. „Der begriffliche Wirrwarr ist erdrü-
ckend" stellen Gerber und Hasenbring (2000) fest. Dies zu diskutieren
würde den Rahmen dieser Darstellung sprengen, so dass darauf hier
nicht eingegangen werden soll. Im Blickwinkel steht vielmehr die
Funktionsstörung selbst, die mit dem Begriff „kraniomandibuläre Dysfunktion" (CMD) erfasst wird. Damit werden die Kaumuskulatur und die
Kiefergelenke wieder in den Mittelpunkt bei jeglichen Manipulationen
am stomatognathen System gerückt und den vielen interessierten
Kolleginnen und Kollegen der Paradigmenwechsel bei FAL-/FTL-Leis-
tungen anschaulich dargestellt. Der Autor möchte mit diesem Buch
einen Beitrag dazu leisten, dass der zahnärztliche Praktiker zum Wohle
seiner Patienten CMD sicher diagnostizieren und mit Therapieverfahren hoher Evidenzstärke behandeln kann.

Terminologische Unschärfen

Kraniomandibuläre Dysfunktion (CMD)

Funktionsstatus und Rechtssicherheit

Wichtig ist es in diesem Zusammenhang, auch auf die Rechtssituation hinzuweisen, das heißt auf die Verpflichtung des Zahnarztes, in bestimmten Fällen einer prothetischen Behandlung funktionsanalytische Maßnahmen vorzuschalten. Dies im Gegensatz zum GKV-Leistungskatalog, der gerade bei der Funktionsanalyse den zahnmedizinischen State of the Art völlig außen vor lässt. Das bedeutet im Klartext, dass ein nicht unerheblicher Anteil der Patienten aus monetären Gründen die Untersuchung verweigern wird. Deshalb ist folgende Pressemitteilung der DGZMK vom 11. November 2004 von allerhöchstem Interesse: „... So hat die DGZMK im dritten Quartal 2003 die Indikationen für die Erhebung einer Funktionsanalyse neu definiert. Sie muss demnach bereits bei ›Verdacht auf das Vorliegen funktionell bedingter Zahn-, Kiefergelenk- und Muskelerkrankungen‹ vor einer Behandlung durchgeführt werden. Es gibt Gerichtsurteile, in welchen eindeutig dargelegt wurde, dass ein fehlender Funktionsstatus vor prothetischer Behandlung entgegen den Regeln der zahnärztlichen Heilkunst ein grober Behandlungsfehler ist (AZ: OLG Schleswig-Holstein 4U 145/91 vom 13.10.1993; AZ: OLG Köln 5U 22/04 vom 23.08.2006). Ein weiteres Urteil geht von der Verpflichtung des Zahnarztes aus, auf die Notwendigkeit einer Funktionsanalyse hinzuweisen, selbst wenn die Krankenkasse die Kosten hierfür nicht übernimmt. Sofern sich der Patient für eine reine Kassenleistung entscheidet, muss der Behandler die Versorgung ablehnen (LG Braunschweig AZ: 2S 916/00 vom 02.05.2001).

Verpflichtung des Zahnarztes zur Funktionsanalyse

Dysfunktion (CMD)

Die DGZMK hat die Anforderung festgelegt, eine Funktionsanalyse zur kieferorthopädischen Behandlungsplanung durchzuführen, „da erste, zum Teil diskrete Symptome bereits bei Kindern und Jugendlichen vorliegen können und daher auch im Rahmen einer kieferorthopädischen Behandlung Berücksichtigung finden müssen".

Symptome bereits bei Kindern

Bereits bei 25 bis 40 Prozent der 6- bis 18-jährigen Patienten mit Zahn- und Kieferfehlstellungen lagen verdeckt latente Entzündungszeichen im Bereich der Kiefergelenke vor. Erst wenn diese versteckten Prozesse ihre volle Auswirkungen zeigen, bemerkt der Patient sie als Schmerz in einer oder mehreren Regionen des Kausystems." ... (Dieser Text wurde mit freundlicher Genehmigung der Presseabteilung der

Deutschen Gesellschaft für Zahn-, Mund- und Kieferheilkunde, Liese-
gangstraße 17a, 40211 Düsseldorf, auszugsweise übernommen.)

Die Funktionsanalyse ist daher nicht allein unter medizinischen Ge-
sichtspunkten, sondern auch unter dem Aspekt der Rechtssicherheit
eine unverzichtbare Maßnahme.

2
Allgemeine Grundlagen zur CMD

Anatomie

Kraniomandibuläres System

Für Diagnostik und Therapie bedeutsam

Diagnostische und therapeutische Maßnahmen bei CMD erfordern fundierte Kenntnisse der anatomischen Strukturen. Für den niedergelassenen Praktiker oder Assistenzzahnarzt ist es schwierig, irrelevantes Detailwissen von wichtigem Spezialwissen zu trennen. Dennoch kann mit ein bisschen Eigeninitiative und guter Literatur auch der vielbeschäftigte Zahnheilkundler seine „anatomischen Lücken" auffüllen.

Kiefergelenke

Anatomische Beschreibung

Das menschliche Kiefergelenk (Articulatio temporomandibularis) gehört zu den Diarthrosen, das heißt, die artikulierenden Gelenkflächen sind durch einen Spalt voneinander getrennt.

Die Articulatio temporomandibularis, die zwischen der 7. und 20. Embryonalwoche entsteht, besteht aus dem Kondylus und Anteilen des Os temporale in Form der Fossa mandibularis und des Tuberculum articulare. Der Discus articularis teilt das Gelenk in eine diskotemporale und diskomandibuläre Kammer und sitzt dem Kondylus wie eine Kappe auf. Die dünne Gelenkkapsel umschließt die Gelenkfläche des Kondylus sowie das gesamte Tuberkulum bis weit nach anterior und endet posterior an der Spitze beziehungsweise der Vorderseite des postglenoidalen Fortsatzes sowie vor der Fissura squamotympanica und Fissura petrosquamosa (Hugger 2000).

Gelenk-flüssigkeit

Im Gelenk befindet sich die Gelenkflüssigkeit (Synovia), die ein weiches Gleiten bei den Kieferbewegungen ermöglicht. Da die Gelenkoberflächen nicht durchblutet sind, erfüllt die Synovia eine weitere wichtige Aufgabe: Indem sie diese Gelenkflächen umspült, ermöglicht sie gleichzeitig deren Stoffwechsel; sie schafft neue Nährstoffe heran und transportiert Abbauprodukte weg. Die Synovialflüssigkeit selbst wird an der Peripherie des Gelenks durch die gut durchblutete Synovialmembran regeneriert (Kares et al. 2001).

Am Discus articularis werden drei Funktionsbereiche unterschieden: Der Diskus besteht aus einem anterioren Band (zirka 2 mm dick), einer dünneren intermediären Zone (rund 1 mm dick) und einem posterioren Band (knapp 3 mm dick) und weist in seiner Gesamtheit eine bikonkave Form auf. In der „zentrischen Kondylenposition" befindet sich der dünnste Teil des Diskus, die Pars intermedia, zwischen der ventrokranialen Kontur des Kondylus und der Protuberantia articularis (Bumann 2000). Der hintere (posteriore) Ansatz des Diskus geht in die von zwei Lagen dichten Bindegewebes umgrenzte „bilaminäre Zone" (Stratum superius siehe 1, Stratum inferius siehe 2 in Abb. 1a) über. Diese endet in ligamentären Anheftungen am Os sphenoidale beziehungsweise Os temporale und dem Kondylus. Der zwischen diesen beiden Laminae eingeschlossene Bereich ist sehr gut mit Gefäßen und Nervenendigungen versorgt und daher vergleichsweise schmerzempfindlich. Der vordere (anteriore) Anteil des Diskus ist an der Gelenkkapsel angebunden und inseriert direkt oder indirekt in den oberen Bauch des Musculus pterygoideus lateralis (Ahlers 2000a, Abb. 1a–b).

Funktionsbereiche des Discus articularis

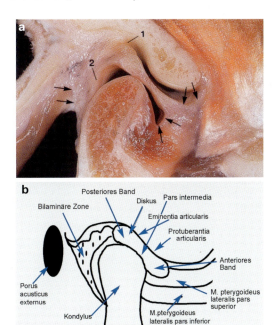

Abb. 1a–b
a) Rechtes Kiefergelenk von lateral (die Pfeile weisen auf die Kapselstrukturen hin)
b) Rechtes Kiefergelenk von lateral (skizziert)

Neuromuskuläres System

Die wichtigsten Kaumuskeln sind in Tabelle 1 sowie den Abbildungen 2 und 3 aufgeführt.

1. Musculus masseter

Kopf	Ursprung	Ansatz	Innervation	Funktion
Pars superficialis	Arcus cygomaticus	Tuberositas masseterica	N. massetericus (V/3 pars motorica)	Adduktor, Laterotraktor, Laterorotator
Pars profunda	Arcus cygomaticus	Lateralfläche aufsteigender UK-Ast, Kapsel, Diskus	dito	Adduktor, Laterotraktor

2. Musculus temporalis

Kopf	Ursprung	Ansatz	Innervation	Funktion
Pars anterior	Linea temporalis superior et inferior	Processus coronoideus und vorderer Rand des aufsteigenden UK-Astes	V/3pars. mot., Nn. temporales prof.	Adduktor, Laterorotator
Pars media et posterior	dito	dito	dito	Adduktor, Retraktor, Laterorotator

3. Musculus pterygoideus medialis

Kopf	Ursprung	Ansatz	Innervation	Funktion
	Fossa pterygoidea	Innenseite des Kieferwinkels	V/3 pars mot. als N. pterygoideus medialis	Adduktor, Mediotraktor

4. Musculus pterygoideus lateralis				
Kopf	**Ursprung**	**Ansatz**	**Innervation**	**Funktion**
Caput superius	Ala major ossis sphenoidalis	Fovea pterygoidea, diskokapsulärer Komplex	V/3 pars mot. als N. pterygoideus lateralis	„Bremser des Diskus"
Caput inferius	Laterale Fläche der Lamina lateralis des Processus pterygoideus	Fovea pterygoidea	dito	Depressor, Protraktor, Mediotraktor

Tab. 1
Erläuterung der wichtigsten Kaumuskeln

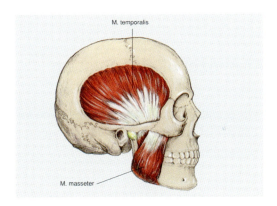

Abb. 2
Musculus temporalis, Pars superficialis und Pars profunda des Musculus masseter

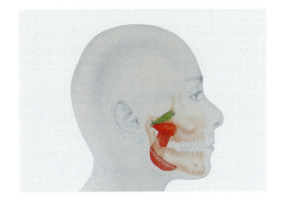

Abb. 3
Musculus pterygoideus medialis, Musculus pterygoideus lateralis [Caput superius (grün) und Caput inferius]

Ligamente

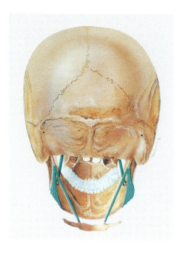

Abb. 4
Ligamentum sphenomandibulare,
Ligamentum stylomandibulare,
Ligamentum stylohyoideum

Kraniozervikales System

!	Ohne stabile Wirbelsäule gibt es keine stabile Okklusion! Ohne stabile Okklusion kann es keine funktionsgesunde Wirbelsäule geben!

Diese von Kopp et al. (2004) gemachte Äußerung sollte der verantwortungsbewusste Zahnarzt verinnerlichen, zumal auch die DGZMK und die Deutsche Gesellschaft für Funktionsdiagnostik und -therapie in der DGZMK (DGFDT) in einer gemeinsamen Stellungnahme zu Bedenken geben, dass auch orthopädische Faktoren bei einer CMD involviert sein können.

Zusammenhang von CMD und Halswirbelsäule   Des Weiteren mehren sich die Studien, die einen Zusammenhang zwischen der Funktionsstörung im kraniomandibulären System und zumindest der Halswirbelsäule eindrucksvoll belegen. So stellte die MHH Hannover bei der 36. Jahrestagung der oben erwähnten DGFDT eine experimentelle Pilotstudie vor, in der geprüft wurde, ob ein Zusammenhang zwischen dem kraniomandibulären System, dem kraniozervikalen System und der Lenden-Becken-Hüft-Region besteht. Die freilich etwas „vorsichtige" Schlussfolgerung lautet: Es könnte von Bedeutung sein, bei CMD-Patienten die Zervikal- und Sakroiliakalregion in die klinische Untersuchung und gegebenenfalls die Behandlung einzuschließen (Fink et al. 2003). Neuere Übersichtsarbeiten (Hanke et al. 2007, Olivo et al. 2006, Stienhans et al. 2009) bestreiten keinesfalls die Zusammenhänge zwischen stomatognathen System und Wirbelsäule, weisen aber eindrücklich auf die schwache Evidenz der recherchierten Artikel hin.

Zervikal- und Sakroiliakalregion einbeziehen

Beobachtungen des eigenen Patientengutes zeigen eine hohe Korrelation zwischen Funktionsstörungen des kraniomandibulären Systems und Funktionsstörungen des kraniozervikalen Systems. Dies ist auch nicht weiter verwunderlich, wenn man sich die Anatomie in diesem Bereich etwas genauer ansieht (Abb. 5). Neuhuber (2004) zeigt sehr anschaulich das komplexe Zusammenwirken von Schädel, Unterkiefer und Hals- und Brustwirbelsäule und betont, dass ein Vorneigen des Kopfes bei tonisierter Kaumuskulatur sehr effizient durch die supra- und infrahyale Muskulatur erreicht werden kann. Soll die Zungenbeinmuskulatur andererseits zum Kieferöffnen die Mandibula senken, muss die Nackenmuskulatur dagegenhalten und die Unterkiefer-Adduktoren müssen erschlaffen. Soll der Kiefer weit geöffnet werden, müssen zusätzlich die Nackenmuskeln den Kopf reklinieren.

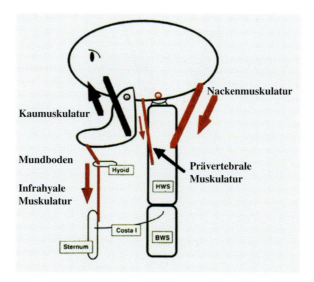

Abb. 5
Schematische Darstellung der Zusammenhänge zwischen Schädel, Unterkiefer und Wirbelsäule

Ferner sind besonders enge neuronale Verknüpfungen zwischen dem
fünften Hirnnerv (Trigeminus) und den oberen drei Zervikalnerven bekannt. Afferente Fasern des Nervus trigeminus und das Vorderhorn
dieser oberen drei Zervikalnerven bilden einen gemeinsamen funktionellen Kern. Folglich laufen primäre afferente Fasern der zervikalen
Spinalnerven und des Nervus trigeminus in einem gemeinsamen zweiten spinothalamischen Neuron zusammen. Dies lässt vermuten, dass
schädigende Stimuli aus der oberen Halswirbelsäule den Schmerz in
das Versorgungsgebiet des Nervus trigeminus übertragen können
Trigemino- (Westerhuis 2001). Dieser gemeinsame funktionelle Kern wird trigemi-
zervikaler Kern nozervikaler Kern genannt (Abb. 6). Ein weiteres Indiz für die Verflech-
tung des kraniomandibulären mit dem kraniozervikalen System.

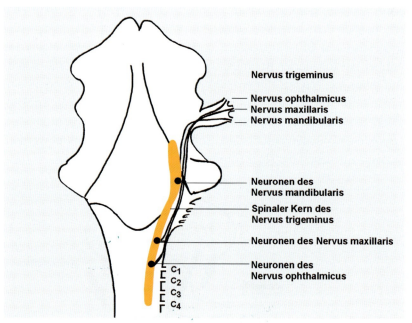

Abb. 6
Trigeminozervikaler Kern

Kraniosakrales System

Immer eindeutiger werden, vorangetrieben durch 3-D-Vermessungen der Wirbelsäule, die biomechanischen, neuromuskulären und vegetativen Zusammenhänge zwischen den Kiefergelenken, den Kopfgelenken und der Beckenregion. Wander (2002) berichtet von der Fortleitung der Stellung der Kopfgelenke über die Propriozeption der oberen Halswirbelsäule mit Auslösung einer fast stereotypen Funktionskette ins Becken. Weitere Studien zeigten, dass das Innervationsmuster der Kaumuskulatur durch Änderungen der Beinlänge oder Änderungen im Fußgewölbe beeinflusst werden kann (Abb. 7).

Zusammenspiel Kiefer- und Kopfgelenke, Beckenregion

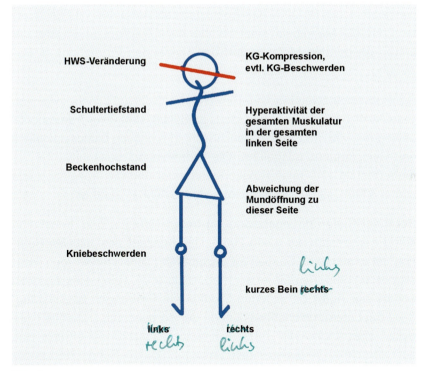

Abb. 7
Sich gegenseitig beeinflussende Fehlhaltungen des Körpers

Physiologie der Unterkiefer- bewegungen

Kiefergelenke ermöglichen innerhalb gewisser konstruktionsbedingter Grenzen dem Unterkiefer völlige Bewegungsfreiheit. Sie sind Dreh-Gleit-Gelenke und für so komplexe Vorgänge wie Sprechen, Essen, Schlucken, Atmen usw. bestens geeignet. Die Entwicklung der Kiefergelenke ist in hohem Maße von der Struktur und Stellung der Zähne abhängig. Slavicek (2000) wertet die Zunahme der Steilheit der Eminentia articularis im Laufe des Wachstums als Adaptation zur geänderten Form der Mandibula, setzt sie aber auch deutlich zur Struktur der ersten bleibenden Molaren und der bleibenden Frontzähne in Beziehung.

Von Struktur und Stellung der Zähne abhängig

Die Rotationsbewegung findet im unteren Gelenkabschnitt zwischen Gelenkwalze (Kondylus) und Discus articularis statt; eine Translationsbewegung wird im oberen Gelenkabschnitt zwischen Discus articularis und Gelenkpfanne ausgeführt. Die Lehrmeinung, dass initial bei der Kieferöffnung eine reine Rotation stattfindet und die Translation erst später eintritt, ist nur bei retral forcierten Gelenken statthaft.

Rotations-bewegung

Bei freier Kieferöffnungsbewegung treten Rotation und Translation sofort gemeinsam auf (Lang 2005). Das Konzept der „initialen Rotation" ist in mehreren Studien als unzutreffend verworfen worden (Hellsing et al. 1995, Ferrario et al. 1996, Gallo et al. 1997). Des Weiteren konnte der Autor bei eigenen Studien mit Probanden beobachten, dass bei Laterotrusionsbewegungen der so genannte „ruhende Kondylus" alles andere als „ruht". Vielmehr vollführt dieser oftmals eine sehr komplexe dreidimensionale Bewegung durch. Schon 1991 publizierte Schmierer das Phänomen der „retrusiven Surtrusion des Laterotrusionskondylus".

Laterotrusion

Bei Protrusions- und Öffnungsbewegungen, die durch die Aktivität der suprahyoidalen Muskulatur und des unteren Bauchs des Musculus pterygoideus lateralis initiiert und durchgeführt werden, bewegen sich

Protrusions- und Öffnungsbewe-gungen

beide Kondylen nahezu synchron entlang der Kurvatur der Eminentia articularis nach vorne unten und abwärts.

Der Discus articularis wird passiv „mitgenommen" und verlässt mit seiner unteren konkaven Fläche die Konvexität des Kondylus nicht. Dabei ist das Bewegungsausmaß des Diskus nur etwa halb so weit wie das des Kondylus.

Bei Kieferschluss und Retrusion läuft diese Bewegung mithilfe der Elevatoren rückwärts ab. Die elastischen Strukturen der bilaminären Zone ziehen den Diskus zurück und der Musculus pterygoideus lateralis pars superior „bremst" diesen Rückzug, um die Kondylus-Diskus-Einheit zu bewahren.

Kieferschluss und Retrusion

Pathologie und Pathophysio-
logie der Kiefergelenke

In diesem Kapitel werden nur die so genannten sekundären oder funktionellen Gelenkerkrankungen aufgeführt, das heißt nur pathologische

Durch Funk-
tionsstörungen
hervorgerufen

Phänomene, die aufgrund von Funktionsstörungen entstanden sind.
Leser, die sich für die primären (angeborenen oder entwicklungsbe-
dingten, tumorösen oder traumatischen) Gelenkerkrankungen interes-
sieren, seien auf die einschlägige Fachliteratur verwiesen (z. B. Praxis
der Zahnheilkunde Band 10/I und II). Außerdem werden nur die für den
allgemein praktizierenden Zahnarzt relevanten Pathologien vorgestellt.
Seltene oder exotische Erkrankungen sollten Spezialisten vorbehalten
bleiben.

Erschwert wird dem Praktiker die Diagnostik von Arthropathien durch
verschiedene, miteinander konkurrierende Klassifikationen, die zum
Teil gleiche Befunde unterschiedlich bewerten oder benennen. Außerdem vermisst man größtenteils standardisierte diagnostische Kriterien.

Im Folgenden benützt der Autor Nomenklaturen, Klassifikationen und
Taxonomien, die sich in seiner Praxis bewährt haben, und die im
Wesentlichen auf den Empfehlungen von Groot Landeweer beziehungsweise Bumann, Ahlers/Jakstat, Dworkin/LeResche und dem
Interdisziplinären Arbeitskreis für Mund- und Gesichtsschmerzen in
der Deutschen Gesellschaft zum Studium des Schmerzes (DGSS)
basieren.

!

Pragmatische Einteilung der Arthropathien:

- degenerative Gelenkerkrankungen

- Diskopathien

- Entzündungen der bilaminären Zone und/oder der Gelenkkapsel

- Kondylusluxation

- Stellungsänderungen des Kondylus

Degenerative Erkrankungen

Hierunter werden zwei Krankheitsbilder subsumiert:

Osteoarthrose = inaktive Arthrose

Diese nichtentzündlich degenerative Erkrankung der Kiefergelenke ist bildgebend nur im Computertomogramm oder Magnetresonanztomogramm sicher zu diagnostizieren. Herkömmliche Röntgenbilder sind nicht in der Lage, einen Knorpel darzustellen, der für das einwandfreie Gleiten des Diskus-Kondylus-Komplexes verantwortlich ist.

Typischer Leitbefund:

!

- Reibegeräusch (Krepitation) bei Bewegungen der Gelenke
- keine Schmerzsymptomatik!

Osteoarthritis = aktive Arthrose

Definition: Entzündliche degenerative Veränderung der knorpeligen und knöchernen Gelenkflächen.

Typische Leitbefunde:

!

- Reibegeräusch (Krepitation) bei Bewegung
- Schmerzen im betroffenen Gelenk (Arthralgie)!

Diskopathien

Strukturveränderungen am Diskus und Stellungsänderungen des Diskus relativ zum Kondylus in statischer und dynamischer Okklusion zählen zu den funktions- beziehungsweise dysfunktionsbedingten „Erkrankungen" der Gelenkscheibe. Veränderungen des Discus articularis sind immer auch an Stellungs-, Belastungs- und Strukturveränderungen des Kondylus gebunden und dürfen deshalb diagnostisch und therapeutisch nie solitär betrachtet werden (Freesmeyer 1993).

Trotz der Fülle an unterschiedlichen Diskusveränderungen fällt auf, dass vor allem zwei Probleme häufig auftauchen:

Anteriore Diskuslage mit Reposition (Abb. 8)

Funktioneller
Ablauf

Modellhafte Vorstellungen des funktionellen Ablaufs der anterioren Dislokation des Diskus gehen davon aus, dass sich der Diskus bei geschlossenem Kiefer nicht oder teilweise nicht mehr im Gelenkspalt befindet, sondern anteromedial oder anterolateral der physiologischen Position. Bei Unterkiefervorschub oder Kieferöffnung schiebt der Kondylus die Gewebe nach anterior, um sich, oft mit einem Knackgeräusch, auf den Diskus zu schieben. Erst in der Schließbewegung kurz vor Erreichen der maximalen Interkuspidation wird die nun vorhandene physiologische Kondylus-Diskus-Relation instabil. Nach einem Dislokationsknacken ist der Diskus schließlich wieder anterior verlagert. Die anteriore Verlagerung des Discus articularis ist nicht als eine rein sagittal ausgerichtete Verlagerung nach anterior zu verstehen, sondern ist mit einer nach medial gerichteten Rotation der Gelenkscheibe auf der Gelenkwalze verbunden (Koeck und Lückerath 1995).

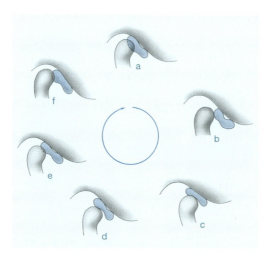

Abb. 8
Anteriore Diskuslage mit
Reposition

Den Begriff
Diskuslage
verwenden

Aufgrund der Gutartigkeit, Harmlosigkeit und weiten Verbreitung (anteriore Diskuslagen kommen bei 30 bis 35 Prozent aller Menschen vor) dieses Phänomens sollte man sich angewöhnen, von Diskuslage (Türp 1998 und Hugger 2005) und nicht von Diskusverlagerung zu sprechen (vor allem im Beisein des betroffenen Patienten). Der Begriff Diskusverlagerung impliziert eine Pathologie, die bei alleinigem Auftreten ohne Schmerz als eine Normvariante angesehen werden kann. Trotzdem kann natürlich in besonderen Fällen (den Patienten störendes lautes Knacken oder Progressivität) eine Reposition oder ein arthroskopischer Eingriff versucht werden. Die frustranen Versuche durch Repositionsschienen sind so häufig, dass diese Maßnahme nicht empfohlen werden kann (Clark und Minakuchi 2006).

Typische Leitbefunde:

- Bei Kieferöffnung, Protrusion oder Mediotrusion tritt ein Knacken auf.

- Während das Öffnungsknacken zu jeder Phase der Bewegung, also initial, intermediär oder terminal auftreten kann, ist bei der Inkursivbewegung das Knacken meist terminal oder nicht zu hören (Laskin 2006).

Anteriore Diskusverlagerung ohne Reposition akutes Stadium

Definition: Der Discus articularis ist in Relation zum Kondylus nach anterior verlagert und kann bei Exkursivbewegungen nicht mehr reponiert werden (Abb. 9).

Typische Leitsymptome:

- limitierte Kieferöffnung von zirka 25 mm

- Deflektion zur erkrankten Seite

- Knackgeräusche fehlen

- Schmerzen im betroffenen Gelenk

- Früher vorhandene Knackgeräusche werden in der Anamnese angegeben.

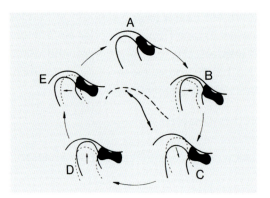

Abb. 9
Anteriore Diskusverlagerung
ohne Reposition

Entzündungen der bilaminären Zone und/oder der Gelenkkapsel = Kapsulitis

!

Leitsymptom:

Schmerzen im Bereich des betroffenen Kiefergelenkes bei Bewegung oder bei Ruhe

Dem Autor ist bewusst, dass unterschiedliche, in der Literatur verwendete Begriffe wie Arthralgie der Kiefergelenke, Kapsulitis, Synovialitis und Retrodiszitis für Verwirrung sorgen. Für die allgemeinzahnärztliche Praxis reicht vollkommen die Beschränkung auf die Strukturdiagnose Kapsulitis.

Kondylusluxation

Definition: Kondylus gleitet vor das Tuberculum articulare und kann vom Patienten eigenständig nicht reponiert werden.

!

Leitsymptome:

• Patient bekommt den Kiefer nicht mehr zu.

• Elevatoren hyperton

• Patient ist ängstlich und aufgeregt.

Kompression

Definition: Kondylenverlagerung nach kranial, dorsal oder kombiniert

Leitsymptom:

Eventuell Schmerz im Gelenkbereich (= Kapsulitis)

!

Knackgeräusch des Ligamentum laterale

Definition: Nach einem Trauma oder einer funktionellen Überbeanspru-
chung kann eine Verhärtung des Ligamentum laterale auftreten
(Bumann 2000).

Leitsymptome:

- Knack- oder Schnappgeräusch während der Unterkieferbewegungen

- Am lateralen Kondylenpol ist manchmal ein derber Strang tast-
  bar.

!

Pathologien der Muskulatur und umgebender Strukturen

Der Pathologie des Muskels ist verstärkt Aufmerksamkeit zu widmen, da die weitaus meisten Schmerzen, nicht nur im kraniomandibulären System (CMS), sondern im ganzen Körper muskuloskelettaler Natur sind. In den letzten Jahren wurde der Muskelschmerz gut erforscht und es wurden einige für den Zahnarzt wichtige Erkenntnisse gewonnen. Interessant ist vor allem die Tatsache, dass Muskelschmerz sowohl von der Entstehung als auch von der Ausbreitung sich von anderen Schmerzformen wie etwa dem Hautschmerz unterscheidet.

Muskelschmerz unterscheidet sich

Mense und Pongratz (2003) berichten von dem Phänomen, dass Muskelschmerz oft in andere tief gelegene Gewebe (andere Muskeln, Sehnen, Gelenke) übertragen und damit fehllokalisiert wird. Außerdem wird Schmerz an der Muskulatur als weniger erträglich empfunden als andere Schmerzen. Der Einheitlichkeit halber sollte von *myofaszialem* Schmerz gesprochen werden, und andere Bezeichnungen wie z. B. *myofazialer* Schmerz sollten keine Beachtung mehr finden. In der CMD-Praxis des Autors spielen myofasziale Triggerpunkte eine extrem wichtige Rolle. Deshalb in diesem Rahmen der Versuch einer einleuchtenden Darstellung.

Terminologie: myofaszialer Schmerz

Was ist ein Triggerpunkt?

Ein myofaszialer Triggerpunkt ist laut Simons und Mense (2003) eine überempfindliche Stelle in einem palpablen, verspannten Bündel von Muskelfasern eines Skelettmuskels.

Triggerpunkte

Was bewirkt ein Triggerpunkt?

Vor allem Bewegungseinschränkung und Schmerzen, vor allem übertragene Schmerzen.

Was bedeutet übertragener (heterotoper) Schmerz?

Bei Palpation des betroffenen Muskels spürt der Patient Schmerz an einer anderen Stelle des Körpers (Abb. 10–11).

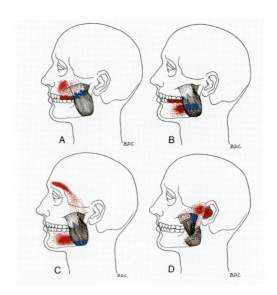

Abb. 10
Triggerpunkte des Musculus masseter (blau: Triggerpunkte, rot: Lokalisation des Schmerzes)

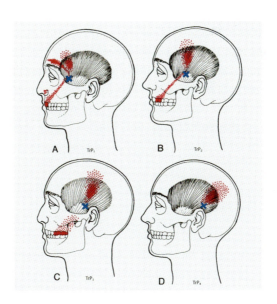

Abb. 11
Triggerpunkte des Musculus temporalis

Welche konkrete Auswirkung hat dies für den klinischen Alltag?

- „Normale" Schmerzmedikamente haben bei einem myofaszialen Schmerz oftmals keine oder nur eine eingeschränkte Wirkung.

- Die „Da-wos"-Methode, also nur dort zu untersuchen „da, wo's wehtut", reicht nicht.

- Die starke psychische Mitbeteiligung darf nicht außer Acht gelassen werden.

- Bei Verdacht auf Triggerpunktsymptomatik ist ein mit dieser Materie vertrauter Manualtherapeut oder Arzt hinzuzuziehen.

- Bei unklaren Zahnschmerzen sollte der Patient vor Einleitung invasiver Maßnahmen auf Triggerpunkte, die in dieses Zahngebiet übertragen können, untersucht werden.

Hochinteressante Grundlagen sind auch bei Schindler und Türp (2002 und 2008) nachzulesen. Demzufolge wird im Gegensatz zur übrigen Muskulatur, die homogen neuronal aktiviert wird, die Kaumuskulatur heterogen aktiviert. Um eine größere Feinmotorik zu erreichen, können im Gesamtmuskel einzelne Kompartimente unterschiedlich aktiviert werden. Man kann sich das wie „kleine Muskeln im Muskel" vorstellen. **Muskelfaser-** Diese kleinen Muskelfaserguppierungen können lokal überlastet **gruppierungen** werden. Außerdem konnten Lund et al. (1991) und Schindler (2002) auch die Theorie Schmerz → Zunahme der Muskelspannung → noch mehr Schmerz eindrucksvoll infrage stellen. Ganz im Gegenteil, der Schmerz verursacht eine Hemmung im betroffenen Muskel, keine Aktivitätserhöhung. Im Klartext: Der Agonist wird gehemmt und Antagonist wird aktiviert. Daraus folgert sich die reduzierte Kau- und Beißkraft.

> **!**   Der Muskel schont sich selbst!

Ligamente   Außer der Muskulatur sind es vor allem die Ligamente, die eine Schmerzsymptomatik hervorrufen können.

Praxistipp:

Bei eingeschränkter Kieferöffnung und Schmerzen retromandibulär an eine Entzündung des Ligamentum stylomandibulare oder der anderen ligamentären Strukturen in diesem Bereich denken. Erste therapeutische Anlaufstelle ist in diesen Fällen sicherlich ein CMD-erfahrener Physiotherapeut.

!

Ätiologie und Pathogenese der CMD

Mit der Ätiologie, der Lehre von den Krankheitsursachen und der Pathogenese, der Krankheitsentstehung und -entwicklung, wird ein äußerst kontrovers diskutiertes Thema aufgegriffen. Denn schon allein die Bezeichnungen CMD oder Funktionsstörung sind dehnbare Begriffe. In der Schweiz ist die Bezeichnung kraniomandibuläre Dysfunktion oder „Temporomandibular Disorder" oder „Costen-Syndrom" (1934) oder eines der vielen anderen Synonyme nicht üblich. Hier wird ausschließlich der Schmerz, also die Myoarthropathie (MAP) (Schulte 1970), in den Vordergrund gestellt.

Terminologische Unschärfen

Weltweit streiten sich Kliniker, Praktiker und Wissenschaftler über die Ursachen der CMD. Während die einen die Okklusion als wesentlichen Faktor völlig negieren, weisen die anderen der Okklusion eine extrem wichtige Rolle zu. Auch andere Faktoren wie Psyche und Körperhaltung werden kontrovers diskutiert.

Kontrovers diskutiert

Der Autor schließt sich keiner dieser extremen Gruppierungen an. Durch die mehrjährige Konzentration auf CMD-Patienten hat er den gesamten Facettenreichtum dieser Patientenklientel kennen gelernt und weiß, dass die Probleme in der Regel multikausaler Natur sind. Folgende Ursachen kommen derzeit infrage:

Multikausal

Okklusion

Es existiert keine evidenzgestützte Studie, die *eindeutig* die okklusalen Disharmonien als Faktor ausschließen würde.

Streitbar bleibt sicherlich, wie groß der Einfluss der Okklusion denn tatsächlich ist. Während einige Autoren (Seligman und Pullinger 1991, Okeson 1996, Palla 1998) die Okklusion höchstens als kleines Mosaiksteinchen in der CMD-Problematik sehen, sieht Slavicek (2000) die „Bagatellisierung" der Bedeutung der Interkuspidation als sehr kritisch.

Einfluss streitbar

Im Rahmen der SHIP-Studie (Study of Health in Pomerania) wurden von Gesch et al. (2004) bei über 4000 Probanden die Zusammenhänge zwischen Okklusion und CMD-Symptomen untersucht. Ein erhöhtes Risiko zeigte sich bei beidseitig offenem Biss. Eine sehr schwache, klinisch kaum relevante Korrelation besteht bei frontalem Kopfbiss, Distalokklusion von mindestens einer Prämolarenbreite und Engstand im Seitenzahnbereich. Ebenso kritisch sieht Stohler (2006) die Rolle der Okklusion bei CMD-Patienten:

1. Das Niveau der Studien reicht nicht aus, um eine Kausalität Malokklusion/afunktionelle Okklusion zur CMD herzustellen.

2. Veränderungen in der Okklusion sind eher das Resultat einer CMD als der Grund.

3. Placeboeffekte bei okklusionsverändernden Interventionen bleiben oftmals unberücksichtigt.

Korioth (1997) konnte zeigen, dass Balancekontakte unter Umständen sogar einen gelenkprotektiven Charakter haben können und somit ein weiteres gnathologisches Dogma infrage stellen. Maug et al. (2007) setzten 25 symptomfreie Probanden mit Okklusionsstörungen und 25 symptomfreie Probanden ohne Okklusionsstörungen einem standardisierten Stressor aus. In der Gruppe mit Okklusionsstörungen stieg die Spannung der Kaumuskulatur, während in der Gruppe ohne Okklusionsstörungen die Spannung der Kaumuskulatur abnahm.

Aufgrund dieser Ungereimtheiten fordert Alanen (2002), dass okklusale Interferenzen weiterhin als ätiologischer Faktor einer CMD in Betracht zu ziehen sind.

Resümee:

Für den Praktiker bleibt der Zahnkontakt zwischen Unterkiefer und Oberkiefer nach wie vor sehr wichtig, wenn auch andere Ursachen für die Entstehung einer CMD eine höhere Priorität besitzen sollten. Die Kunst des Zahnarztes ist es, im Einzelfall zu entscheiden, welche ätiologischen Faktoren beteiligt sind, um eine zielgerichtete Behandlung einleiten zu können.

!

Einschub Denkansatz: Gibt es eine rationale Erklärung für pro und kontra Okklusion? Hirnphysiologisch betrachtet ja. Menschliche Gehirne sind so aufgebaut, dass „Muster" und „Regeln" extrahiert werden, wo keine sind (Huettel et al. 2002).

Orale Parafunktionen

Orale Parafunktionen	
zahngeführt (Bruxismus)	**nicht zahngeführt**
• nächtliches Zähneknirschen • Zähneknirschen am Tag • nächtliches Zähnepressen • Zähnepressen am Tag	• Zungenpressen • Wangenbeißen • Wangensaugen • Lippenpressen • Lippenziehen • Lippenbeißen • exzentrische Unterkieferstellung • usw.

Tab. 2
Orale Parafunktionen. Jegliche Kombinationen untereinander sind möglich.

Schierz und John 2004 konnten zeigen, dass verstärkte Attritionen im Frontzahngebiet durch frontolaterales Knirschen kein relevantes Risiko für CMD-Schmerzen darstellen. Eine mögliche Erklärung wäre, dass durch die horizontale Bewegung genügend Energie abgebaut werden kann.

Zusammen-hänge unsicher Einen Zusammenhang zwischen Parafunktionen und CMD-Beschwerden herzustellen, ist aus folgenden Gründen schwierig:

1. Studienergebnisse basieren zum Teil auf Selbstauskünften.

2. Parafunktionen werden von Betroffenen oftmals nicht bemerkt.

3. Schlifffacetten können nicht eindeutig datiert werden. Das heißt, dass unter Umständen der Patient seit geraumer Zeit nicht mehr bruxt, aber parafunktionell verloren gegangene Zahnsubstanz eben nicht mehr nachwächst (Leder 2008).

4. Funktionelle und parafunktionelle Zahnhartsubstanzverluste sind nicht voneinander zu unterscheiden (Lobbezoo und Lavigne 1997).

5. Zähnepresser sind kaum an Zahndefekten zu erkennen.

Psyche

Psychosoziale Faktoren sind zum Glück für Abertausende von Schmerzpatienten in den letzten Jahren in den diagnostischen und therapeutischen Fokus gerückt. Hier unterscheiden sich CMD-Patienten nicht von Patienten mit muskuloskelettalen Schmerzen an anderen Körperstellen. Werden zahnmedizinische Verfahren und psychologische Methoden (Stressmanagement, Entspannungsverfahren) kombiniert, zeigen sich in einigen Studien gegenüber der Anwendung von Monotherapien deutlich schnellere und stabilere Behandlungseffekte (Nilges 2002).

Psychologische Methoden kombinieren

Körperhaltung

Was Manualtherapeuten und systemisch denkende Zahnärzte schon lange vermuteten, wird zunehmend auch von der Wissenschaft formuliert. Veränderungen der Okklusion bedingen Veränderungen an der Wirbelsäule. Schöttl, Kopp, Ahlers, Jakstat, Slavicek, um nur einige zu nennen, verweisen auf eine Mituntersuchung vor allem der Halswirbelsäule und des Iliosakralgelenkes bei CMD (Abb. 12a–b).

Okklusion und Wirbelsäule

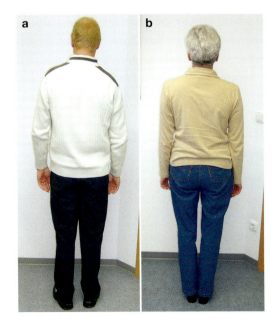

Abb. 12a–b
Haltungsfehler. Man beachte vor allem die Schultern und die Länge der Arme

Interessant in diesem Zusammenhang ist schließlich die Feststellung, dass die Dysbalancen auch „aufsteigend" wirksam sind (Danner und Sander 2004).

Makrotraumata

Gesicherte
Ursache

Roheitsdelikte oder Unfälle mit Beteiligung des kraniomandibulären Systems scheinen wissenschaftlich gesichert als mögliche Faktoren für CMD infrage zu kommen (*Türp* und *Schindler* 2004).

Mikrotraumata

Mikrotraumen im Bereich der Gelenkflächen resultieren aus wiederholter pathologischer Muskelanspannung durch Haltungsstörungen, okklusale Interferenzen oder durch orale und parafunktionelle Habits. Hieraus resultieren Muskelverspannungen und Gelenkbelastungen mit den Symptomen myofaszialer Schmerz und Kopfschmerz (Bernhardt 2002).

Physikalische Einflüsse

Jahreszeit

Eigene Untersuchungen und eine Studie der medizinischen Hochschule Hannover ergaben einen signifikanten Zusammenhang von CMD-Patientenzahl und Jahreszeit. Welche Rolle hier Sonnentage und die Höhe der Temperatur beziehungsweise Temperaturschwankungen spielen, sollte weiterhin untersucht werden, da sich hier ein interessanter Therapieansatz herauskristallisieren könnte.

Hormonale Faktoren, Geschlecht

Frauen im
reproduktions-
fähigen Alter

Da Frauen, vor allem im reproduktionsfähigen Alter, in allen Studien und therapeutischen Einrichtungen als CMD-Patienten vorherrschen, scheint die Frage nach der hormonellen Disposition gerechtfertigt. Inzwischen liegen Hinweise dafür vor, dass endogen oder exogen zugeführte Hormone wie Östrogen sowie der Nervenwachstumsfaktor (NGF) eine wichtige Rolle für die Genese schmerzhafter Myoarthropathien spielen können (Stohler 1997 und Stohler und Zarb 1999). Interessant dürfte auch die wissenschaftliche Erkenntnis sein, dass die

Schmerzschwelle bei Frauen eher erreicht wird als bei Männern (Summ et al. 2007).

Mikrobiologische Faktoren

In jüngster Zeit werden auch mikrobiologische Faktoren ernsthaft diskutiert, sie sind statistisch signifikant und selbstverständlich weiterer Forschung wert. Weitere Beweise für das multifaktorielle Ätiologiemodell liefern hier erhöhte Serumantikörper gegen spezifische Mikroorganismen bei CMD-Patienten (Adachi et al. 2000).

Serumantikörper

Systemische Erkrankungen

Im Rahmen von systemischen Erkrankungen kann die kraniomandibuläre Dysfunktion gleichsam „en passant" mitexistieren. Ob hier eine eigene Entität vorliegt oder die systemische Erkrankung die Ursache ist, kann meistens nicht geklärt werden. Dies ist auch sekundär, wenn nur die zugrundeliegende Allgemeinerkrankung erkannt und behandelt wird.

Hier wären aufzuführen:

- *Arthritis psoriatica*: bei zirka zehn Prozent der Patienten mit Schuppenflechte auftretend. Davon wiederum ist in 20 bis 30 Prozent der Fälle eine Kiefergelenkbeteiligung nachweisbar (Hugger et al. 2006).

- *Arthritis urica (Gicht)*: Entsteht durch Ausfällung von Uratkristallen in der Synovia und äußert sich durch sehr schmerzhafte Gelenkschwellung, unter Umständen auch des Kiefergelenks.

- *Chondrokalzinose (Pseudogicht)*: Entsteht durch Ablagerung von Kalzium-Pyrophosphat-Dihydrat-Kristallen in Gelenken. Sehr schmerzhaft.

- *Fibromyalgie*: Umschreibt einen Symptomkomplex aus generalisierten Muskel- und Gelenkschmerzen, Depressionen sowie vegetativen Symptomen (Müdigkeit, Erschöpfbarkeit). Bei der Untersuchung imponieren Druckschmerzen über sogenannten „Tender Points". Eine Überschneidung mit CMD-Symptomatiken ist nachweisbar (Plesh und Gansky 2006).

- *Lupus erythematodes*: Gelenk- und Hautveränderungen sowie Müdigkeit und Abgeschlagenheit, Gewichtsabnahme und Fieber kennzeichnen diese schwere Autoimmunerkrankung. Zirka 20 Prozent der Patienten weisen eine Kiefergelenkbeteiligung auf (Hugger 2006).

- *Lyme Borreliose*: Entsteht durch Zeckenbiss, Kiefergelenkbeteiligung möglich (Abubaker 2006).

- *Morbus Reiter:* Durch Infektionen ausgelöste Arthritis, Urethritis und Konjunktivitis, Kiefergelenkbeteiligung möglich.

- *Rheumatoide Arthritis*: Dabei handelt es sich um die häufigste entzündliche Gelenkerkrankung und tritt meist jenseits des vierzigsten Lebensalter auf (Baerwald 2006). Mindestens vier der folgenden Kriterien müssen erfüllt sein (Kriterien nach dem American College of Rheumatology):
  - Morgensteifigkeit
  - Schwellungen an mindestens drei Gelenkregionen
  - Schwellung der Finger- und Handgelenke
  - Symmetrie
  - Rheumaknoten
  - Rheumafaktor positiv
  - Röntgenauffälligkeit

  Selbstverständlich können auch schmerzhafte Kiefergelenke Bestandteil dieser Erkrankung sein! Je länger die Grunderkrankung besteht, um so höher das Risiko einer Kiefergelenkbeteiligung (Hugger et al. 2006).

- *Sjögren-Syndrom*: eine chronisch-entzündliche Autoimmunerkrankung der Tränen- und Speicheldrüsen. Arthritiden sind möglich, auch im Kiefergelenkbereich (Kononen und Wenneberg 2006).

- *Sklerodermie*: eine Erkrankung des kollagenen Bindegewebes mit Sklerosierung der Haut, Herz, Lungen, Nieren und des Gastrointestinaltrakts. Funktionsstörungen des Kiefergelenkes sind möglich (Kononen und Wenneberg 2006)

- *Spondylitis ankylosans (Morbus Bechterew)*: eine entzündlich-rheumatische Allgemeinerkrankung mit Manifestation besonders an der Wirbelsäule. 15 bis 20 Prozent der Patienten weisen meist einige

Jahre nach Ausbruch der Erkrankung eine Kiefergelenkbeteiligung auf (Hugger 2006).

- Außerdem: *Arteriitis temporalis, Sarkoidose, Posttraumatische Arthritis, Postinfektiöse Arthritis, chronic fatigue usw.*

Neuropathien

Störungen im neuromuskulären Leitungssystem (z. B. die Innervationsstörung des Nervus pterygoideus lateralis) werden selten beobachtet. Eine durch Kompression eines Nervs oder durch Myositis bedingte Hypo- oder Afunktion eines Kaumuskels wird als „Muscle-Splinting" bezeichnet: Einfachstes Beispiel ist die reversible, reflektorische Kieferklemme nach Weisheitszahnentfernung (Richter 1995).

Selten beobachtet

Genetische Disposition

Die Zwillingsforschung kann genetische Faktoren nicht bestätigen (Michalowicz et al. 2000).

Morphologische Aspekte

Isberg und Westesson (1998) konnten zeigen, dass eine steile Eminentia Diskusverlagerungen begünstigt.

Nahrung

Interessante Studien wurden in Bezug auf die Nahrungsmittelkonsistenz durchgeführt. So konnten Wissenschaftler im Tierversuch zwar feststellen, dass abrasive Nahrung die Zähne stärker abnutzt, die Kiefergelenke zeigten jedoch keine Veränderungen der Oberflächenbeschaffenheit. Inwieweit sich dies auf den Menschen übertragen lässt, sei dahingestellt. Eine Hamburger Gruppe (Popovic et al. 2004) belegt mit ihrer Studie, dass sich zumindest die Bewegungsrichtung des Unterkiefers bei verschiedenen Nahrungsmittelkonsistenzen ändert. Ob durch Ernährungsumstellung eine Verbesserung der CMD-Problematik erreicht werden kann, wäre eine interessante Fragestellung. Vor allem ist die praktische Umsetzung, Compliance natürlich vorausgesetzt, im klinischen Alltag möglich.

Nahrungsmittelkonsistenz

Therapeutische Zahnverblockungen

Es mehren sich die Fälle, auch in der Praxis des Autors, in denen Zahnverblockungen zwischen den Zähnen 11 und 21 sowie zwischen den Zähnen 17, 18 (27, 28) und weiter anterior stehenden Zähnen und

Gravierende Konsequenzen

alle Zahnverblockungen im Unterkiefer bei sensitiven Patienten gravierende allgemeinmedizinische (u. a. CMD) Konsequenzen haben können (Entrup 2004). Verblockungen der Suturen könnten diese Phänomene auslösen (Slavicek 2002).

Kieferorthopädie

Siehe S. 191

!

Fazit:

Zusammenfassend lässt sich klar erkennen, dass die schmerzhafte kraniomandibuläre Dysfunktion eine multifaktorielle Ätiologie aufweist. Unterschieden werden folgende Risikofaktoren (Schindler und Türp 2005):

- prädisponierende (z. B. strukturelle, systemische, psychische)
- induzierende (z. B. Mikrotraumen, Makrotraumen, Überbelastungen)
- perpetuierende (z. B. psychosoziale)

Keinesfalls ist dieses Modell als statisch unveränderbar zu betrachten. Natürlich können auch die psychosozialen Rahmenbedingungen der prädisponierende Faktor sein und überhaupt jegliche Kombination scheint denkbar. Im Gegensatz dazu scheint ein einzelner Risikofaktor nicht in der Lage zu sein, eine schmerzhafte CMD auszulösen.

Allgemeinmedizinische Zusammenhänge

Es mehren sich die Stimmen, darunter auch von arrivierten Neurophysiologen wie Prof. Ernst Pöppel, München, die für eine systemische Medizin plädieren. Schnittstellen mit der Allgemeinmedizin gibt es in der Zahnmedizin und im Besonderen in der Funktionslehre unendlich viele. Folgende kurze Kapitel sind nur als eine subjektive Auswahl mit keinerlei Ambition auf Vollständigkeit zu sehen.

Schnittstelle zur HNO

Hierunter fällt sicherlich die Behandlung von Tinnituspatienten. Schon 1987 hielt Rubinstein stomathognathologische Mitbehandlungen für sinnvoll. Auf der AFDT-Tagung 2003 schlug eine Arbeitsgruppe der Poliklinik für zahnärztliche Prothetik Bonn nach Auswertung einer Pilotstudie vor, bei Tinnitus eine Distraktionsschiene mit beidseitigem Hypomochlion einzusetzen. Die Erfolge waren angeblich vielversprechend. Allerdings konnte nur Patienten mit Tinnitus und gleichzeitiger CMD geholfen werden. Bei Tinnituspatienten ohne Funktionsstörungen des stomatognathen Systems zeigte die Schienenbehandlung keinen Erfolg. Ob allerdings Distraktionsschienen die richtigen Therapiemittel darstellen, ist stark anzuzweifeln. Nach Erfahrungen des Autors können mit Zentrikschienen ähnliche Effekte erzeugt werden (siehe „Okklusionsschienentherapie" S. 168 ff.). Weitere Erfahrungen mit Tinnitusbehandlung und ätiologische Konzepte sind bei Köneke (2004) und Dietrich und Lechner (2003) nachzulesen.

Tinnitus

Interessante Zusammenhänge konnten auch von Severin et al. (2003) beleuchtet werden. Anscheinend ist die CMD an Schluckstörungen, schmerzhaftem Schlucken und dem bekannten Globusgefühl („Kloß im Hals") zumindest mitbeteiligt.

Schluckstörungen

Schnittstelle zur Endokrinologie

Hypothalamus-
Hypophysen-
Nebennieren-
rindenachse

Bei persistierenden Schmerzen im Rahmen einer CMD wird der Hypo-thalamus-Hypophysen-Nebennierenrindenachse eine wichtige Rolle zugeschrieben (Türp und Schindler 2004). Eine interessante Verbindung könnte sich hier via Sympathikus zu stressauslösenden Situationen ergeben.

Schnittstelle zur Neurologie/Schmerztherapie

Serotonin

Im Stammhirn befindet sich ein inhibitorisches, also schmerzauslö-schendes System, welches deszendierend (absteigend) auf eintreffen-de Schmerzreize einzuwirken vermag (Schäfer 2001b). Der wichtigste Neurotransmitter dieses Systems ist Serotonin (Fields 1990). Außerdem ist Serotonin für die Schlafregulierung (eine weitere Schnittstelle) zuständig (Schade 1994). Just dieses deszendierende oder serotonerge System könnte bei Dysfunktion bei CMD-Patienten eine Rolle spielen. Allerdings scheint noch viel Forschungsarbeit nötig, um dem Kliniker brauchbare diagnostische und therapeutische Instrumente an die Hand geben zu können.

3
Besondere Aspekte der CMD

Adaptation und Kompensation

Ein biologisches System, in unserem Falle der Mensch, bewältigt die Einflüsse des täglichen Lebens anhand zweier Mechanismen (Bumann 2000):

- durch Adaptation (vor allem durch Umbau von Bindegewebe)

- durch Kompensation (vor allem durch Anpassung der Muskulatur)

Dekompen-
sation

Reichen diese zwei Mechanismen nicht mehr aus, kommt es zur Dekompensation, das heißt der nicht mehr ausreichende Ausgleich einer verminderten Funktion oder Leistung beziehungsweise dessen Folgezustände (Pschyrembel 2002).

Eine Dekompensation bedeutet bei Dysfunktionen: Schmerz!

In der Praxis hat es sich bewährt, die verschiedenen Zustände farblich zu kennzeichnen:

Grün für physiologisch oder adaptiert

Gelb für kompensiert

Rot für dekompensiert

Therapieziel

Ziel jedes Arztes sollte es nun sein, herauszufinden, in welchem Zustand sich sein Patient befindet. Therapeutisch ist die Zielsetzung ganz klar. Der dekompensierte, also der Schmerzpatient sollte mindestens in die Kompensation gebracht werden. Der kompensierte sollte in die Adaptation gebracht werden oder als Minimalziel sollte er zumindest nicht zum Schmerzpatienten werden.

Die Adaptations- und Kompensationsfähigkeit ist allerdings sehr individuell. Wer von uns Zahnärzten kennt nicht folgende Beispiele:

Individuell unterschiedlich

- ein 60-jähriger Mann mit insuffizienter Prothetik, elongierten Zähnen, massiven Abrasionen, Stützzonenverlust, aber ohne druckdolente Kaumuskulatur, ohne Kiefergelenkknacken und ohne Schmerzen

- eine 22-jährige junge Frau mit kariesfreiem Gebiss, passabler Okklusion, aber myoarthropathischen Beschwerden

Während das eine biologische System anscheinend genügend Spielraum für Anpassung und Bewältigung besitzt, ist beim anderen System aufgrund von erhöhten exogenen Einflüssen und/oder erniedrigten Adaptations- und Kompensationsstrategien die Schmerzproblematik aufgetreten.

!

Akuter versus chronischer Schmerz

Schmerz-
therapeutisches
Wissen

Da bei einem Großteil der CMD-Patienten der arthrogene oder myogene Schmerz im Vordergrund steht, muss auch der behandelnde Zahnarzt ein Minimum an schmerztherapeutischem Wissen besitzen. Deshalb gilt es, mit einigen überholten Vorstellungen aufzuräumen. Noch immer ist in der Literatur das Märchen vom chronischen Schmerz zu lesen, der deswegen „chronisch" genannt wird, weil er mehr als sechs Monate persistiert. Dabei gibt es bis dato keinen Hinweis auf einen klar definierbaren Zeitpunkt für den Übergang von einem akuten Schmerz in einen chronischen (Azad und Zieglgänsberger 2003). Für Müller-Schwefe (2002) ist es denkbar, dass ein chronischer Schmerz innerhalb kürzester Zeit entsteht.

Warnfunktion
vs. Verselbst-
ständigung

Während der akute Schmerz eine Warnfunktion besitzt, also auf eine Gewebeläsion hinweist, hat sich der chronische Schmerz von seinem auslösenden Ereignis abgekoppelt und verselbstständigt (Marx 2002). Eine eigene Schmerzkrankheit hat sich entwickelt (Gerbershagen 1995).

!

Praktische Konsequenz:

Sofort mit Therapie beginnen, auch wenn die Schmerzursache(n) nicht gefunden werden kann. Keine Scheu vor symptomatischer Behandlung!

Wie kommt es zur Chronifizierung?

Ablauf

Durch wiederholte Schmerzreize erfolgen an den peripheren nozizeptiven Nerven strukturelle und funktionelle neuroplastische Veränderungen. So verstärkt sich die Durchlässigkeit von Ionenkanälen, die Innervationsdichte nimmt zu, es bilden sich neue Membranrezeptoren usw. Aber auch zentral, auf kortikaler Ebene führen Schmerzen zu anhaltenden neuroplastischen Umbauvorgängen (Schäfer 2001a). Darüber hinaus können absteigende schmerzhemmende Bahnen zugrunde gehen.

Klinisches Bild: Nach Abheilen der Läsion können jetzt auch normale Signale Schmerz auslösen. Der überforderte Praktiker fehlinterpretiert harmlose Abweichungen von der „Norm" als *pathologisches* Substrat und beginnt eine nichtindizierte Behandlung.

Klinisches Bild

Nicht unterschlagen werden darf natürlich auch die Beobachtung vieler Praktiker und Schmerztherapeuten, dass Schmerzen auch akut rezidivierend/persistierend existieren können. Diese Patienten stagnieren, obwohl die Schmerzen monatelang anhalten können, quasi in der akuten Phase.

Akut rezidivierende Schmerzen

Somatische versus neuropathische Schmerzen

Differenzialdiagnostisch klar abzugrenzen sind somatische (nozizepti-
ve) von neuropathischen Schmerzen. Neuropathische Schmerzen entstehen nach einer Schädigung afferenter Systeme im ZNS oder im
peripheren Nervenystem. Es kommt zu dramatischen Umbauvorgängen in verletzten und auch intakten Nervenfasern, zu Veränderungen
im Gefäßsystem und Involvierung des Immunsystems. Es imponieren
Unabhängigkeiten von Stimuli und häufig treten Schmerzanfälle auf
(Zieglgänsberger 2005). Charakteristisch sind brennende, bohrende
oder einschießende Schmerzattacken, die zum Beispiel durch leichte
Hautberührung ausgelöst werden können. Die Trigeminusneuralgie
fällt in diese Kategorie neuropathischer Schmerzen. CMD-Schmerzen
sind demgegenüber typische somatische Schmerzen. Es gibt natürlich
auch Patienten bei denen beide Schmerzkomponenten gleichzeitig
aktiv sind. Dann spricht man von „Mixed Pains" (Gaus 2008).

Neuropathischer Schmerz

Somatischer Schmerz

Ob ein neuropathischer Schmerz, der medikamentös völlig anders
behandelt werden muss als ein somatischer (nozizeptiver) Schmerz,
vorliegt, kann mit der Quantitativ sensorischen Testung (QST) überprüft werden. Dabei werden unter standardisierten Bedingungen die
einzelnen sensiblen Qualitäten Propriozeption, Tastsinn, Nozizeption
und Temperaturempfinden überprüft (Gossrau et al. 2008). QST erfasst
auch zentral veränderte Schmerzverarbeitung im Rückenmark und
Gehirn (Geber et al. 2009) und kann sowohl extra- als auch intraoral
eingesetzt werden (Daubländer 2008). Damit könnte QST zu einem
wichtigen Differentialdiagnostikum bei chronischen Kopf- und Gesichtsschmerzen werden.

Quantitativ sensorische Testung

Psychosoziale Aspekte

Schmerz ist multidimensional, er besitzt mindestens eine

Schmerz ist multidimensional

- somatische Dimension (Schmerzlokalisation, -intensität, sensorische Schmerzqualität),

- psychische Dimension mit der Persönlichkeit des Patienten und dessen biographischem Hintergrund und eine

- soziale Dimension mit ihren psychosozialen Stressoren und dem Einfluss beruflicher und sozialer Probleme.

Ein Beispiel mag dies verdeutlichen. Eine Patientin mit der Erkrankung familiär hemiplegische Migräne, eine Sonderform der Migräne, für die eine genetische Ätiologie bewiesen wurde (Busch und May 2002), hat als:

Beispiel

- somatische Dimension → Gendefekt, Kopfschmerz

- psychische Dimension → Patientin leidet wegen ihrer Schmerzen an Depressionen.

- soziale Dimension   → Patientin hat Schwierigkeiten mit Ehepartner, da Freizeitaktivitäten aufgrund der Migränesymptomatik ausfallen. Am Arbeitsplatz wird sie gemobbt, da Kollegen während ihrer Fehlzeiten ihre Arbeit erledigen müssen.

Allerdings darf auf keinen Fall aufgrund von unzureichenden oder fehlenden somatischen Erklärungen von Schmerzen die Psyche als Lückenbüßer missbraucht werden (Nilges 2005). Diagnostisch und therapeutisch müssen beide Achsen, die somatische und die psychosoziale, gleichberechtigt nebeneinander stehen.

Psyche nicht „missbrauchen"

Somatoforme Störungen

Patienten mit somatoformen Störungen, früher hätte man den Begriff „psychosomatisch" verwendet, suchen auch verstärkt den Zahnarzt auf. Sie sind meist weiblich, jünger als 50 Jahre, klagen über diffuse Beschwerden, die die Lokalisation wechseln und ständig präsent sind. Nicht selten haben sie mehrere Okklusionsschienen dabei, betreiben Doktorhopping und suchen verzweifelt nach einer organischen Ursache ihrer Beschwerden (Abb. 13a–b).

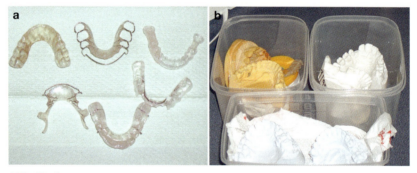

Abb. 13a–b
Cave: Wenn Patienten mit einer Vielzahl von Okklusionsschienen und Modellen in die Praxis kommen.

Schätzungen zufolge leidet jeder achte Deutsche zumindest vorübergehend unter dieser psychischen Erkrankung (Stiefelhagen 2004). Okklusale Veränderungen, ästhetische Korrekturen oder invasive Eingriffe werden von dieser Patientenklientel oft vehement eingefordert. Lässt der Behandler das Wort „Psyche" fallen, ist der Patient meist entrüstet und weist Probleme auf dieser Ebene sofort zurück. Natürlich ist dies der typische Patient für eine Psychotherapie und nicht für eine zahnärztliche Intervention. Doch die Kardinalfrage lautet: „Wie sag ich`s meinem Kinde?"

Praxistipps:

!

- Verwenden Sie die GCPS/GCS (siehe „Psychosoziales Screening" S. 97 ff.) zur Identifizierung dieser Patienten.

- Vermeiden Sie das Wort „Psyche" in allen seinen Variationen; sagen Sie statt dessen „Stress".

- Hören Sie in sich selbst hinein. Ist Ihnen der Patient unsympathisch? Stört Sie etwas an ihm? Versucht der Patient Ihnen auffällig zu schmeicheln?

- Befragen Sie Ihr Team, wie der Patient sich verhält, wenn Sie nicht im Zimmer sind.

- Auf gar keinen Fall sollten Sie invasive oder irreversible Maßnahmen ergreifen!

- Nehmen Sie Rücksprache mit dem Hausarzt und/oder einem der zahnärztlichen Vorbehandler.

- Selbstverständlich sollten Sie diesen Patienten einer gezielten Psychotherapie zuführen, da vor allem die kognitive Verhaltenstherapie (siehe „Psychologische Therapieverfahren" S. 194) bei somatoformen Störungen erfolgreich ist (Maurus 2008).

Placeboeffekte

Spannende Informationen liefert uns die Placeboforschung. Jeder, der in irgendeiner Form Schmerztherapie betreibt, ist den Gesetzmäßigkeiten der Placebowirkung unterworfen. Besteht ein gutes Vertrauensverhältnis zum Arzt und eine hohe Überzeugung, dass ein Medikament, eine Spritze oder eine andere Anwendung wirksam sein wird, können Schmerzen schneller und effektiver vermindert werden (Derra 2003). Dass nach Placebogabe reale, biochemische Reaktionen ablaufen, wird heute kein seriöser Mediziner mehr bezweifeln. Wer heute noch die Placebowirkung als „Einbildung" degradiert, ist nicht mehr auf der Höhe der medizinischen Forschung und sollte dies umgehend ändern.

Biochemische Reaktion nachgewiesen

Die Responderrate wird in der Literatur im Allgemeinen mit 30 bis 40 Prozent angegeben (Spitzer 2006), unterliegt aber je nach Studie starken Streuungen.

Der Placeboeffekt soll zumindest teilweise über das endogene Opioidsystem vermittelt werden (Spitzer 2006). Als Wirkmechanismus werden nach Klinger (2004) außerdem die klassische Konditionierung nach Pawlow und die spezifische Erwartung des Patienten diskutiert. Außerdem scheint es sich beim „Placeboeffekt" um eine Kombination von mehreren Teilaspekten zu handeln (Windeler 2007):

Wirkmechanismus

1. aus einem statistischen Phänomen, welches man als „Regression to the mean" bezeichnet. Es bedeutet, dass nach einem klinischen Befund, z. B. einem hohen Blutdruckwert, auch ohne Therapie eher wieder normalere Werte folgen als noch extremere. Es gibt Untersuchungen, die darauf hindeuten, dass dieser statistische Effekt ein ganz wesentlicher Bestandteil des sogenannten Placeboeffektes ist.

2. aus dem Spontanverlauf der Erkrankung. Viele Erkrankungen haben einen fluktuierenden Verlauf, einige bessern sich auch nach längerem Verlauf oder heilen kurzfristig aus, wie die meisten akuten Infektionskrankheiten.

3. aus günstigen Einflüssen, die auf die Person des Behandlers, die Art der angewandten Prozedur oder auch die Umgebung zurückzuführen sind.

4. aus begleitenden Maßnahmen (z. B. Bettruhe etc.). Auch andere angewandte Therapien können zu einer gesundheitlichen Verbesserung in der Placebo-Gruppe beitragen.

5. aus allen Effekten, die auf psychosoziale Verhaltensänderungen der Patienten als „Versuchsperson" zurückzuführen sind. Bekannt sind hier der Hawthorne- und der Rosenthal-Effekt.

Der dritte Punkt wird wohl am ehesten der landläufigen Definition vom Placeboeffekt gerecht. Darunter wird auch das mächtigste Placebo von allen subsummiert: Das Wort (Lown 2004). Begrifflichkeiten sollten von uns Zahnmedizinern gezielt zum Nutzen des Kranken eingesetzt werden! Bagatellbefunde, die keine therapeutische Konsequenz haben, sollten nicht zu dramatischen Krankheiten aufgebauscht werden. Noch immer werden Krepitationen des Kiefergelenkes ohne Beschwerden und harmlose Knackphänomene als schwere Krankheiten verkauft, die unbedingt behandelt werden müssen. Meistens therapiert aber der Überbringer solch zweifelhafter Diagnosen gar nicht selbst, sondern überweist zum Spezialisten oder in eine Zahnklinik. Dort fällt es den Therapeuten natürlich ungleich schwerer, ohne den überweisenden Kollegen bloßzustellen, auf die Gutartigkeit der Geräusche hinzuweisen. Hier hat das Wort einen Noceboeffekt, der ebenso möglich ist wie eben der Placeboeffekt.

Bagatellbefunde nicht aufbauschen

Hawthorne-Effekt:
- natürliches Verhalten wird geändert, wenn Teilnehmer an einer Studie teilnimmt und unter Beobachtung steht

Rosenthal- oder Pygmalion-Effekt:
- ↑ Resultat eines Versuchsleiter-Versuchspersonen-Verhältnisses

4
Anamnese

Der Arzt als aktiver Zuhörer

Aktives Zuhören wichtig

„In der kurzen Zeit, die für die Anamneseerhebung zur Verfügung steht, muss es das Ziel sein, über die essentiellen Fakten hinaus auch Einblick in das Innere des Menschen zu gewinnen. So einfach dies klingt: Zuhören können ist das komplizierteste und schwierigste aller Instrumente im Repertoire eines Arztes. Man muss ein aktiver Zuhörer sein, um unausgesprochene Probleme wahrnehmen zu können" (Lown 2004).

Von dieser Forderung des berühmten Kardiologen und Friedensnobelpreisträgers Bernard Lown ist die komplette Ärzteschaft meilenweit entfernt. In der Medizin steht bei rund 80 Prozent der Fälle die Diagnose bereits nach der Erhebung der ärztlichen Anamnese und der klinischen Untersuchung fest (Kreissl et al. 2004).

Krankengeschichte berücksichtigen

Warum wird in Zahnarztpraxen so wenig Wert auf die Krankengeschichte gelegt? Aus monetären Gründen? Jeder Kollege weiß, dass die Kassenmedizin keinen Spielraum für eine ordentliche Anamnese lässt. Ein Blick in die GOZ und vor allem der Vergleich mit der Tarifordnung der Schweizer Kollegen offenbart das Dilemma. Trotzdem ist die Erhebung der Anamnese beim CMD-Patienten und erst recht beim chronifizierten CMD-Patienten die wichtigste Maßnahme überhaupt. Kreissl et al. (2004) konnten zeigen, dass medizinische Laien anhand eines strukturierten Gesprächs mit dem Patienten mehr relevante Informationen erhielten als der Zahnmediziner!

CMD-Anamnese nach Kares

Aufgrund dieser Erkenntnisse benützt der Autor seit geraumer Zeit eine Modifikation der von Dr. Horst Kares (Saarbrücken) kreierten CMD-Anamnese (Abb. 14, Abdruck mit freundlicher Genehmigung Dr. Horst Kares, Saarbrücken). Es wäre wünschenswert, diese CMD-Anamnese vor okklusionsverändernden Maßnahmen, bei unklaren Kopf-, Gesichts- und Zahnschmerzen und bei jedem CMD-Verdacht ausfüllen zu lassen. Dies kann im Wartezimmer vom Patienten allein erledigt werden, kostet also den Zahnarzt keine Zeit. Die Auswertung ist in Sekundenschnelle geschehen.

CMD-Anamnese

Name		Geburtsdatum		Datum	

	Ja	Nein
Zähne		
Knirschen oder Pressen der Zähne		
Empfindliche Zähne		
Erfolgte eine kieferorthopädische Behandlung?		
Wurde Zahnersatz eingegliedert?/Wann?		
Kiefergelenke		
Knacken oder Reibegeräusche der Kiefergelenke		
Schmerzen in den Kiefergelenken		
Kiefer und Mund		
Kiefer geht nicht richtig auf		
Häufige Mundtrockenheit oder (Zungen-)Brennen		
Einseitiges Kauen		
Zähne passen nicht richtig aufeinander		
Verspannung beim Aufwachen		
Kopf und Gesicht		
Kopfschmerzen		
Gesichtsschmerzen		
Taubheitsgefühle im Nasen-Lippen-Bereich		
Ohren		
Ohrgeräusche		
Ohrenschmerzen		
Schwindel		
Augen		
Schmerzen hinter den Augen		
Lichtempfindlichkeit		
Sehstörungen		
Hals und Nacken		
Schluckbeschwerden		
Halsschmerzen		
Nackenschmerzen		
Unfall/Schleudertrauma/Narkose/Zahnbehandlung/Wann?		
Körper		
Schulterschmerzen		
Rückenschmerzen		
Müdigkeit		
Allgemeinerkrankung/Welche?		
Psychosoziale Beeinträchtigung		
Stress in Schule/Arbeit/Familie		
Unruhe		
Schlechter Schlaf		
Schlaflage	☐ links ☐ rechts ☐ Rücken ☐ Bauch	

Abb. 14
CMD-Anamnese ⊙

Innerhalb kürzester Zeit können folgende Informationen abgerufen werden.

!

- Wo empfindet der Patient seine Probleme?

- Wurden okklusionsverändernde Maßnahmen durchgeführt?

- Bestehen Probleme/Schmerzen außerhalb des CMS?

- Liegen Traumata vor?

- Hinweise auf Allgemeinerkrankungen

- Wie stark ist der Patient psychisch belastet?

Die CMD-Anamnese ersetzt natürlich nicht die in einer Zahnarztpraxis übliche allgemeine und spezielle stomatognathe Anamnese, ergänzt sie aber sinnvoll.

5
Diagnostik

Diagnostik nicht als Selbstzweck

Die einschlägige Fachliteratur ist überfrachtet von diagnostischen Leitfäden, die dem Zahnarzt immer noch umfassendere Maßnahmen ans Herz legen, um das Krankheitsgeschehen zu erkennen. Jedoch sollte Diagnostik therapierelevant und für den Praktiker mit einem Minimum an Aufwand durchzuführen sein. Es geht dabei jedoch nicht nur um das richtige Maß, sondern auch um das Bewusstsein, in welchem Kontext eine Diagnose stattfindet. So hat der Physiotherapeut Geert Groot Landeweer, ein überaus geschätzter Lehrer des Autors, in einer seiner zahlreichen Fortbildungen einmal sinngemäß gesagt: Wir füllen kein Untersuchungsprotokoll aus, sondern wir untersuchen einen kranken Menschen. Dies sollten wir uns bei jeder Art von Diagnostik immer vor Augen halten.

Untersuchung eines kranken Menschens

Screening des stomatognathen Systems

Bei Neupatienten und generell vor okklusionsverändernden Maßnahmen (auch Füllungstherapie und Kfo) ist der Zahnarzt verpflichtet, sich ein Bild über den funktionellen Zustand des stomatognathen Systems zu machen (siehe „Klinische Funktionsanalyse" S. 74 ff.). Als sehr probat hat sich dabei der CMD-Kurzbefund nach Ahlers/Jakstat erwiesen. Dabei werden sechs Einzelbefunde erhoben.

CMD-Kurzbefund nach Ahlers/Jakstat:

1. Kieferöffnung asymmetrisch ❏
2. Kieferöffnung eingeschränkt ❏
3. Gelenkgeräusche ❏
4. Okklusale Geräusche ❏
5. Muskelpalpation schmerzhaft ❏
6. Exzentrik traumatisch (Parafunktionen) ❏

Aus Praktikabilitätsgründen wurde der Test vom Autor leicht modifiziert.

Zu 1. Kieferöffnung asymmetrisch

- Behandler sitzt in 12-Uhr-Position.
- Patient befindet sich in liegender Position im Behandlungsstuhl.
- Interdentalkeile werden gegebenenfalls zwischen 11/21 und 31/41 positioniert.
- eventuell bei Prothesenträgern: Keile ankleben
- Patient wird aufgefordert, Kiefer mehrmals zu öffnen und zu schließen.
- Tritt eine deutlich sichtbare Abweichung aus der Mediansagittalen auf, Ahlers/Jakstat geben 2 mm an → Kreuzchen in Kästchen 1.

Zu 2. Kieferöffnung eingeschränkt

• Patient und Behandler gleiche Position wie bei 1.

• Patient öffnet Kiefer mehrmals maximal.

• Schließlich versucht Patient, seinen Zeige-, Mittel- und Ringfinger hochkant zwischen die Schneidekanten zu schieben.

• Schafft er es nicht → Kreuzchen in Kästchen 2 (Abb. 15)

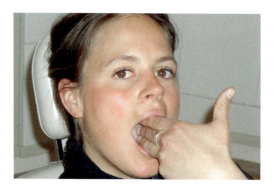

Abb. 15
Mundöffnungsscreening

Zu 3. Gelenkgeräusche

• Patient und Behandler gleiche Position wie bei 1.

• Behandler palpiert (Autor präferiert Mittel- und Ringfinger) bimanuell beide lateralen Kondylenpole.

• Sind Knacken und/oder Reiben (= Krepitation) fühlbar oder hörbar → Kreuzchen in Kästchen 3.

Zu 4. Okklusale Geräusche

• Patient sitzt aufrecht und schlägt mehrmals mit dem Unterkiefer gegen den Oberkiefer.

• Vorkontakte werden durch ein asynchrones Geräusch identifiziert.

• Zugegebenermaßen klingt dieser Punkt etwas „schwammig", aber mit etwas Übung ist auch dies zu bewerkstelligen.

• Ist ein asynchrones Geräusch hörbar → Kreuzchen in Kästchen 4.

Zu 5. Muskelpalpation schmerzhaft

- Patient und Behandler gleiche Position wie bei 1.

- bimanuelle Palpation des Musculus masseter pars superficialis

- bimanuelle Palpation des Musculus temporalis pars anterior

- Auf eindeutige Schmerzreaktion achten.

- Bei Schmerzreaktion in nur einer der vier Muskelportionen → Kreuzchen in Kästchen 5.

Ahlers/Jakstat geben auch noch die Palpation des Musculus digastricus venter posterior an, dessen Zugänglichkeit aber umstritten ist. Deshalb sollte die Palpation dieses Muskels unterlassen werden.

Zu 6. Exzentrik traumatisch (Parafunktionen)

- Aufsuchen unphysiologischer (das heißt nicht altersentsprechender) Schlifffacetten (Abb. 16a–b)

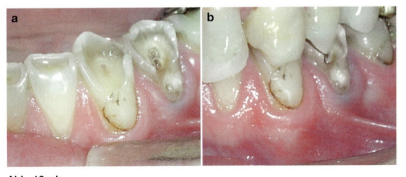

Abb. 16a–b
a) Massive Zerstörung der Zahnhartsubstanz durch Parafunktionen
b) Damit einhergehender Bisshöhenverlust

- Aufsuchen intraoraler Anzeichen für Parafunktionen an Weichteilen (Wangenbeißen, Zungenindentationen (Abb. 17), Lippeneinbisse). Dieser Punkt ist im ursprünglichen Test nicht vorgesehen, gibt aber mehr Aufschluss über gegenwärtige Parafunktionen. Schlifffacetten an den Zähnen können vor langer Zeit entstanden sein oder momentan nicht benützt werden! Bestehen hier Auffälligkeiten → Kreuzchen in Kästchen 6.

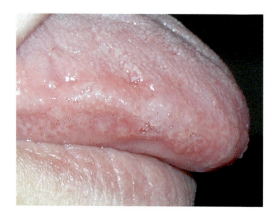

Abb. 17
Zungenindentationen

Testauswertung

0 und 1 Kreuzchen → Patient hat keine CMD

2   Kreuzchen → Patient hat wahrscheinlich CMD

ab 3   Kreuzchen → Patient hat sicher CMD

!

> Ab zwei Kreuzchen ist Durchführung einer klinischen FAL obligat!

Dieser CMD-Kurzbefund kann als Aufkleber bei der Firma dentaConcept angefordert werden (Adresse siehe Materialliste im „Anhang"
S. 237 ff.).

Kurzversion der RDC/TMD (Research Diagnostic Criteria for Temporomandibular Disorders)

Reißmann et al. (2009) entwickelten einen „Schnelltest" für schmerzhafte kraniomandibuläre Dysfunktionen, der an Einfachheit schwerlich zu überbieten sein dürfte:

> Nur eine einzige Frage, nämlich nach Schmerzphänomenen im Bereich des Gesichts, liefert einen klaren Hinweis auf das Vorliegen einer schmerzhaften CMD.

!

Die Autoren gehen von einem positiven Vorhersagewert von 80 Prozent und einem negativen Vorhersagewert von mehr als 99 Prozent aus. Praktikerherz was willst du mehr?

Klinische Funktionsanalyse

In einer gemeinsamen Stellungnahme der DGZMK und der Deutschen Gesellschaft für Funktionsdiagnostik und -therapie (DGFDT) in der DGZMK zur Diagnostik funktioneller Störungen des kraniomandibulären Systems mittels klinischer Maßnahmen wird die klinische Funktionsanalyse als wissenschaftlich anerkannte Methode hervorgehoben. Um den Funktionszustand des kraniomandibulären Systems zu erfassen, ist die klinische FAL jeder anderen Untersuchung (instrumentelle, bildgebende Verfahren, konsiliarische Untersuchung) vorzuschalten.

Jeder anderen Untersuchung vorzuschalten

Indikationen für klinische FAL

Indikationen

- bei Schmerzen im Kiefer-/Kopf- und Gesichtsbereich

- bei Verdacht auf CMD (CMD-Screening positiv)

- zur Entscheidungsfindung, ob weitere Untersuchungen nötig sind

- vor restaurativen und rekonstruktiven Maßnahmen

- vor Kfo

- nach funktionstherapeutischen Leistungen

- zur Unterscheidung, ob CMD psychogen, orthopädisch oder okklusogen ist

- als konsiliarische Mituntersuchung

Es ist kein bestimmtes Fomular vorgeschrieben!

!

Cave:

Therapie, z. B. Schienentherapie, ohne vorherige klinische Funktionsanalyse ist nicht lege artis.

Das von Dworkin und LeResche (1992) publizierte Diagnose- und Klassifikationsschema Research Diagnostic Criteria for Temporomandibular Disorders (RDC/TMD) ist ein standardisiertes international vergleichbares Instrument zur effektiven Diagnostik von CMD. Der Autor hat dieses Schema modifiziert, mit Untersuchungsmethoden nach Landeweer/Bumann, Ahlers/Jakstat und Empfehlungen des Interdisziplinären Arbeitskreises für Mund- und Gesichtsschmerzen der Deutschen Gesellschaft zum Studium des Schmerzes (DGSS) kombiniert und setzt es mit Erfolg seit mehreren Jahren ein. Der große Vorteil der RDC/TMD ist die Zweiachsigkeit.

RDC/TMD

Sowohl somatische (Achse I) als auch schmerzassoziierte psychosoziale Parameter (Achse II) werden erfasst (Türp et al. 2002). So können auch Patienten mit chronischen Schmerzen herausgefiltert werden, bei denen die psychosoziale Komponente überwiegt und die unbedingt anderen spezialisierten Therapeuten zugeführt werden müssen.

Somatische und psychosoziale Parameter

Ein weiterer Vorteil ist die Abstufung in:

- Mindestdiagnostik:
  - OPG
  - klinische FAL
  - GCPS/GCS (siehe S. 97 ff.)
  - Schmerzfragebogen (siehe S. 103 ff.)

Mindestdiagnostik

- Standarddiagnostik:
  - Mindestdiagnostik plus
  - allgemeine Depressionsskala (ADS) und Beschwerdenliste (B-L) (siehe „Schmerzdiagnostik" S. 101 ff.)

Standarddiagnostik

- erweiterte Diagnostik:
  - Standarddiagnostik plus gegebenenfalls
  - instrumentelle Funktionsanalyse (siehe S. 117 ff.) und/oder
  - bildgebende Verfahren (siehe S. 135 ff.) und
  - weitere Maßnahmen

Erweiterte Diagnostik

Nicht bei jedem Patienten ist es sinnvoll, die komplette Untersuchungskaskade durchzuführen. So kann Geld gespart werden und auch die zeitliche Belastung hält sich in Grenzen.

Untersuchung

Durchführung und Erklärung der klinischen FAL anhand der modifizierten RDC/TMD: Achse-1-Mindestdiagnostik
(siehe Formular „Klinische Funktionsanalyse", Abb. 34, S. 93 f.)

Schrittweises Vorgehen

1. Eintragen von Patientennamen und Geburtsdatum

2. Eintragen Datum

3. Eintragen Erstuntersuchung, Folgeuntersuchung oder Abschluss-untersuchung (wichtig zur Verlaufsbeobachtung und Erfolgskon-trolle)

Hauptbe-schwerden ankreuzen

4. Ankreuzen der Hauptbeschwerden

  • Schmerzen im Kopf oder Gesicht

  • Knacken oder Reiben der Kiefergelenke

  • Einschränkungen der Kieferöffnung

  • Haken (Patient hat das Gefühl, das Gelenk bleibt hängen.)

  • Blockieren (Gelenk blockiert tatsächlich.)

  • Okklusionsstörung (Patient hat das Gefühl, Zähne passen nicht aufeinander.)

  • vor ZE (klinische FAL vor prothetischen Maßnahmen)

  • Leerzeile (für oben nicht erfasste Fälle)

Intraorale Parafunktionen erfassen

5. Hyperaktivität → Erfassen der intraoralen Parafunktionen

  • Attrition Front (nicht altersentsprechende unphysiologische Schlifffacetten der Zähne 13 bis 23 und 33 bis 43)

  • Attrition Seite (wie oben, nur Seitenzähne)

  • keilförmige Defekte

  • Rezessionen (Rückgang der Gingiva oder Fenestrationen)

  • Wangenbeißen (linienförmige erhabene Struktur in Höhe der Okklusionsebene)

- Lippenbeißen (Zahneindrücke an den Lippen)

- Zungenbeißen (Zahneindrücke am Zungenrand, siehe Abb. 17, S. 72)

- Stillman-Spalten (Abb. 18)

- McCall-Girlanden (Abb. 18)

- Zahnlockerungen (werden überprüft mit Fingerkuppe lingual und Griff einer Sonde vestibulär)

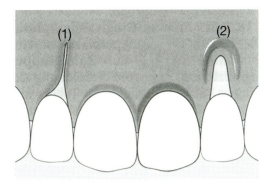

Abb. 18
Stillman-Spalten (1) und
McCall-Girlanden (2)

6. Myofasziale Schmerzen → Palpation der wichtigsten zugänglichen mit CMD assoziierten Muskeln

Zuerst muss allerdings die Schmerzempfindlichkeit des Patienten eingeschätzt werden! Dazu drückt der Behandler mit Daumen und Zeigefinger den Musculus adductor pollicis (für Akupunkteure: Region Di 4) des Patienten mit langsam zunehmender Kraft, bis der zu Untersuchende einen Schmerzreiz verspürt (Abb. 19).

Die mit CMD assoziierten Muskeln erfassen

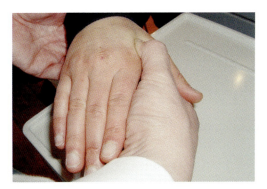

Abb. 19
Schmerzreferenz (siehe
Text)

Daraufhin bleibt der Behandler mit unverändert gleichbleibendem Druck auf dem Muskel. Der Patient soll das Adaptationsverhalten eines normalen Muskels kennen lernen. Das heißt, obwohl mit gleich bleibender Kraft weiter gedrückt wird, adaptiert der Muskel an diesen Schmerz! Dem Patienten wird erklärt, dass bei Palpation dieser „normale" Dehnungsschmerz ebenfalls auftreten kann und keine Pathologie bedeutet.

Pathologischer Schmerz

Der pathologische Schmerz hat dagegen andere Eigenschaften: An diesen Schmerz adaptiert man nicht.

- Druck des Behandlers bleibt gleich, aber Schmerz wird nicht weniger, kann sogar zunehmen.

- Schmerz hat andere Qualität, ist schwer erträglich.

- Schmerz kann an einer anderen Stelle des Körpers gefühlt werden, so genannter übertragener (heterotoper) Schmerz (siehe Abb. 10 und 11, S. 37).

Der Zahnarzt kann sich bei dieser Manipulation außerdem ein Bild über die Schmerzempfindlichkeit der zu untersuchenden Person machen. Selbstverständlich kann jeder andere gut zugängliche Muskel als Schmerzreferenz dienen. Es muss nur sichergestellt werden, dass an dieser Stelle nicht schon druckdolente Partien einbezogen werden (Groot Landeweer 2002).

Schmerz-empfindlichkeit

Zu palpierende Muskeln

Im praktischen Alltag des Verfassers werden folgende Muskeln des CMS palpiert:

- Musculus temporalis posterior

- Musculus temporalis medius

- Musculus temporalis anterior

- Musculus masseter superficialis

- Sehne des Musculus temporalis

Folgender Ablauf ist empfehlenswert:

Vorgehen

- Behandler sitzt in 12-Uhr-Position.

- Patient liegt auf dem Behandlungsstuhl.

- Prothesen verbleiben im Mund des Patienten.

- Okklusionsschienen werden entfernt.

- Palpation erfolgt gleichzeitig für beide Seiten.

- Druckstärke je nach Schmerzempfindlichkeit (siehe Abb. 19, S. 77)

- Zähne haben keinen Kontakt.

- Patient wird gebeten, mitzuteilen, ob er einen vom normalen Dehnungsschmerz sich deutlich abhebenden, „fiesen" Schmerz, der sich eventuell auf andere Orte überträgt, verspürt. → Patient grimassiert oder äußert seinen Schmerz.

Beschreibung der Palpationspunkte:

Palpations-punkte

- Musculus temporalis posterior: hinter bis oberhalb des Ohrs (Abb. 20)

- Musculus temporalis medius: in der Vertiefung etwa 2 cm lateral des seitlichen Randes der Augenbrauen (Abb. 21)

- Musculus temporalis anterior: an der Schläfe lateral des Augenwinkels (Abb. 22)

- Musculus masseter superficialis: Patienten fest zubeißen lassen (Abb. 23). Struktur und Ausdehnung kann jetzt getastet werden. Anschließend den Patienten wieder entspannen lassen und ganzen Muskel palpieren.

- Sehne des Musculus temporalis: mit dem Zeigefinger entlang der Linea obliqua bis zum Processus coronoideus, dort von lateral und von medial Druck ausüben (Abb. 24).

Praxistipp:

Auf kurze Fingernägel achten, sonst Gefahr falsch positiver Befunde!

!

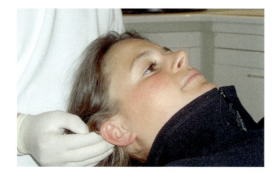

Abb. 20
Palpation des Musculus
temporalis posterior

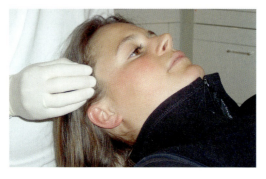

Abb. 21
Palpation des Musculus
temporalis medius

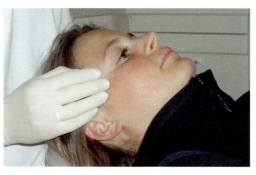

Abb. 22
Palpation des Musculus
temporalis anterior

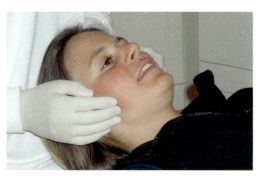

Abb. 23
Palpation des Musculus
masseter superficialis

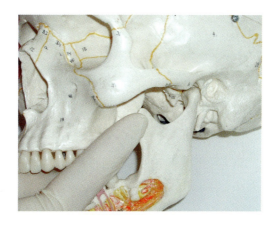

Abb. 24
Palpation der Temporalis-
sehne

Befunde werden folgendermaßen zu Papier gebracht:

Befunde
festhalten

- Sollte kein Schmerz angegeben werden → O ins Kästchen unter Punkt 6 „Myofaszialer Schmerz" eintragen.

- Sollte ein Schmerz angegeben werden, den der Patient noch nie verspürt hat → + ins Kästchen eintragen.

- Sollte Schmerz verspürt werden, den der Patient aus dem Alltag kennt (wenn niemand auf den Muskel drückt) → X ins Kästchen eintragen.

Warum werden unterschiedliche Farben verwendet?

Grün steht für den physiologischen oder adaptierten Zustand.

Gelb steht für den kompensierten Zustand.

Rot steht für den dekompensierten Zustand.

Warum werden unterschiedliche Zeichen verwendet?

Sollte der Bericht kopiert oder gefaxt werden, bleibt auch ohne Farbe die entsprechende Information erhalten!

Cave:

Die Farbe Gelb bitte vor dem Faxen mit Kugelschreiber nachzie-
hen!

!

Unterkiefer-
bewegungen
überprüfen

7. Dyskoordination → Überprüfen der Koordinationsfähigkeit, des Bewegungsausmaßes und der Schmerzen bei Unterkieferbewegungen

Der Patient führt folgende Bewegungen durch:

a) Protrusion (Abb. 25a

b) Kieferöffnung (Abb. 25b)

c) Laterotrusion nach links (Abb. 25c)

d) Laterotrusion nach rechts (Abb. 25d)

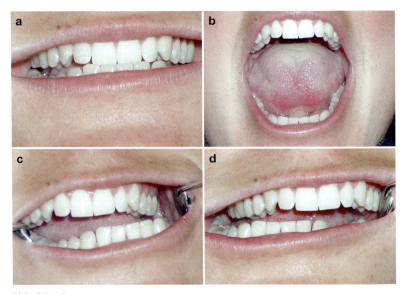

Abb. 25a–d
a) Protrusion
b) Kieferöffnung
c) Laterotrusion nach links
d) Laterotrusion nach rechts

Folgende Parameter sind dabei von Interesse:

- Kann der Patient die Bewegungen einwandfrei (koordiniert) durchführen?

- Wie viele Millimeter können die Bewegungen in die entsprechende Richtung durchgeführt werden?

- Treten bei diesen Bewegungen Schmerzen auf?

- Befindet sich der Patient im kompensierten oder im dekompensierten Zustand?

Praktische Durchführung   Vorgehen

Der Patient führt jede Bewegung mehrfach durch, erst dann überprüft und misst der Behandler! Das verwendete Lineal muss bündig bei Null beginnen und desinfizierbar sein. Am besten eignet sich dafür das CMDmeter nach Ahlers (Abb. 26) (siehe Materialliste im „Anhang" S. 237 ff.).

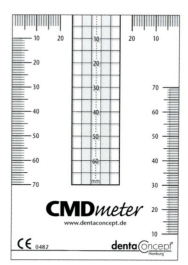

Abb. 26
CMDmeter

a) Protrusion:

- Behandler bewegt sich je nach Bedarf zwischen 9-Uhr- und 12-Uhr-Position.

- Patient liegt im Behandlungsstuhl.

- Gemessen wird an Zahn 41 und 11, jeweils an der labialen Schneidekante.

- Zuerst wird der horizontale Überbiss (Overjet) gemessen.

- Anschließend separiert der Patient die Zähne leicht.

- Patient führt die Protrusionsbewegung durch.

- Behandler überprüft, ob die Bewegung geradlinig und gleichförmig erfolgt oder schief und abgehackt.

- Der maximale Vorschub wird an den oben erwähnten Zähnen gemessen (Abb. 27).

- Der Overjet wird addiert.

- Die festgestellte Länge, zirka 7 bis 12 mm (Gutowski 2003), wird notiert.

- Gibt der Patient Schmerzen an, werden diese wie bei der Muskelpalpation mit + oder X notiert.

- Dyskoordinierte Bewegungen werden mit (+) eingetragen.

- Gut koordinierte Bewegungen werden mit (–) notiert.

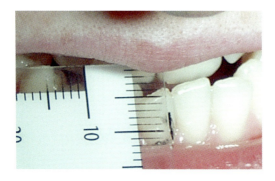

Abb. 27
Messung der Protrusion

b) Kieferöffnung:

Behandler und Patient bleiben in der gleichen Position wie bei a). Gemessen wird ebenfalls an den gleichen Zähnen wie bei a).

- Mit einem Stift (Stabilo OHPen fine, siehe Materialliste im „Anhang" S. 237 ff.) wird, nachdem der Patient die habituelle Interkuspidation eingenommen hat, eine horizontale Linie am Zahn 41 entlang der Schneidekante Zahn 11 gezogen. Außerdem wird eine zweite Linie vom Interdentalraum 11/21 auf die Unterkieferfront senkrecht durchgezogen (Abb. 28).

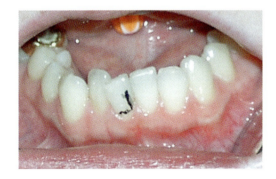

Abb. 28
Senkrechte Linie: Ober-
körper Mitte, horizontale
Linie: Overbite

> *Merke:*
>
> Kieferöffnung = Interinzisaldistanz + vertikaler Überbiss

!

- Behandler misst die Strecke von Schneidekante 41 bis zur horizontalen Linie.

- Patient öffnet maximal den Kiefer. Nach mehreren Öffnungsbewegungen wird der Abstand Schneidekante 11 zu Schneidekante 41 mit dem Lineal gemessen.

- Der vertikale Überbiss wird addiert und eingetragen.
  Auf Abweichungen aus der Mediansagittalen (Deflektion, Deviation) achten.

- Findet eine Abweichung statt → im Kästchen Dyskoordination (+) eintragen.

- Wie bei a) Patienten nach Schmerzphänomenen befragen und eintragen.

Die normale Kieferöffnung beträgt zirka 40 bis 57 mm (Gutowski 2003).

c) Laterotrusion nach links (Abb. 29):

Behandler und Patient bleiben in der gleichen Position wie bei a). Patient bewegt den Unterkiefer ohne Zahnkontakt nach links. Auch hier wird erst nach mehreren Bewegungen der Abstand von Zahnzwischenraum 11/21 bis zur senkrechten Line an der Unterkieferfront gemessen.

Bei geringer
Kieferöffnung
durchführen

Cave: Bei großer Kieferöffnung großer Messfehler!

• Eventuelle Schmerzen und Koordinationsschwierigkeiten werden eingetragen.

Die normale Laterotrusion beträgt zirka 10 bis 15 mm (Gutowski 2003).

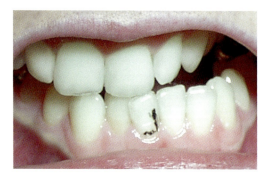

Abb. 29
Laterotrusion nach links

d) Laterotrusion nach rechts entsprechend

Anzumerken bleibt, dass die meisten Menschen den Unterkiefer nach links weiter bewegen können als nach rechts (Türp 2005).

Einschränkung

8. Einschränkung Kieferöffnung

Beide lateralen Kondylenpole werden bimanuell, während der Patient eine Protrusion durchführt, palpiert. Normalerweise spürt man deutlich, wie beide Kondylen ihre posteriorste Position verlassen und eine Translation nach anterior und kaudal durchführen. Als Behandler „fällt man gleichsam wie in ein Loch". Lässt man den Patienten jetzt bei maximal protrudiertem Unterkiefer maximal den Kiefer öffnen, fällt man in ein zweites Loch (Abb. 30a–b). Dieses Phänomen begegnet uns wieder in der instrumentellen Funktionsanalyse.

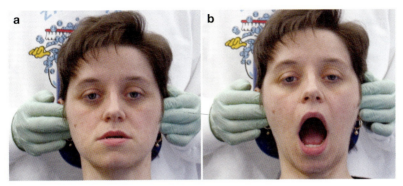

Abb. 30a–b
Palpation der lateralen Kondylenpole
a) bei maximaler Protrusion
b) bei maximaler Öffnung nach maximaler Protrusion

Hier ist die Schreibung der Öffnungsspur auch immer länger als die Protrusionsspur. Findet diese Bewegung in der eben erwähnten Weise statt, so wird in das Kästchen „Kond.Transl." (OK) geschrieben. Findet die Translationsbewegung nicht oder unvollständig statt oder man fällt in kein zweites Loch, so wird in der entsprechenden Zeile ein (!) eingetragen.

Patienten, die eine Kieferöffnungseinschränkung haben, werden angewiesen, den Kiefer maximal zu öffnen. Jetzt legt der Behandler (gilt für Rechtshänder) seinen rechten Zeigefinger auf die Okklusionsfläche Regio 16/17 und seinen Daumen der gleichen Hand auf die Unterkieferfrontzähne. Mit mäßigem Druck versucht der Therapeut nun, den Unterkiefer noch weiter aufzuspreizen (Abb. 31). Wenn Schmerzen auftreten, wird dokumentiert, ob diese im rechten, linken oder in beiden Kiefergelenken vorhanden sind. Ist die eingeschränkte Kieferöffnung passiv deutlich über das Maß der aktiven Kieferöffnung aufzudehnen, Dworkin und LeResche (1992) geben eine Differenz von fünf oder mehr Millimetern an, so ist auf eine myogene Ursache zu schließen. Unter Manualtherapeuten wird dabei vom „weichen Endgefühl" gesprochen.

Vorgehen bei Kieferöffnungseinschränkung

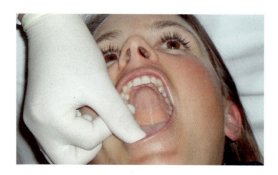

Abb. 31
Passive Kieferöffnung

Endgefühl

Besteht passiv keine Chance, weiter aufzudehnen, so spricht man vom harten Endgefühl. (Dies ist eine sehr pragmatische Auslegung des „Endgefühls", mit der der Autor aber hervorragend zurechtkommt – Tipp: ausprobieren!)

Krepitation

9. Krepitation

Bei Palpation des lateralen Kondylenpols, während der Unterkiefer bewegt wird, wird Krepitation wahrgenommen → Ankreuzen Krepitation ohne Schmerz.

Krepitation mit Schmerz

10. Krepitation mit Schmerz

Außer dem Befund Krepitation werden eindeutig im Bereich des Kiefergelenks Schmerzen angegeben! Der Patient zeigt bei Nachfrage, die schmerzende Region zielgerichtet vor dem Ohr. Laterale Kondylenpole eventuell druckdolent.

!

> *Cave:*
>
> Heterotoper Schmerz (Wahrnehmung im Ohr, Ursache im Kiefergelenk)!

Kapsulitis

11. Passive Kompression → zur Identifikation einer Kapsulitis = Entzündung der bilaminären Zone

Die RDC/TMD sprechen etwas zu allgemein von Arthralgie. Der Autor ist der Meinung, dass die Schmerzsymptomatik eines Kiefergelenks, welches degenerativ nicht verändert ist (keine Krepitation), strukturell sehr überschaubar ist. Der Diskus fällt als schmerzende Struktur aus, da er nicht innerviert ist (Ramieri et al. 1996). Die Knorpelschichten von Kondylus und Eminentia besitzen ebenfalls keine nervale Versorgung.

Nozizeptoren befinden sich jedoch reichlich in der bilaminären Zone und in der Gelenkkapsel. Ausgerechnet diese beiden Strukturen lassen sich aber mit der manuellen Strukturanalyse nach Landeweer und Bumann hervorragend analysieren.

Untersuchung der bilaminären Zone

Vorgehen:

- Zahnarzt sitzt in 9- bis 10-Uhr-Position.

- Patient liegt im Behandlungstuhl.

- Zahnarzt will das linke Gelenk mit dorsaler Kompression untersuchen. Bandscheibenvorfall der Halswirbelsäule und Schleudertrauma wurden anamnestisch ausgeschlossen.

- Patient wird angewiesen, sich sofort bei Schmerzbeginn im linken Kiefergelenk zu melden.

- Dem Patienten wird erklärt, dass eventuell an anderen Stellen als am linken Kiefergelenk Schmerzen auftreten könnten, dies aber für die Diagnose untergeordnet sei.

- Patient hat die Zähne leicht separiert.

- Die linke Hand palpiert das linke Kiefergelenk.

- Der Bauch des Zahnarztes stützt den Kopf des Patienten von rechts.

- Aus Regio 42 kommend berührt der Therapeut den Unterkiefer des Patienten mit der rechten Hand (Abb. 32).

- Der rechte Unterarm wird so gehalten, dass die Verlängerung des Unterarms und des Daumens genau in Richtung des linken Kondylus zeigen.

- Mit leichtem Druck beginnend wird langsam steigernd immer mehr Druck aufgebaut, bis mit Kraft zirka zehn Sekunden lang Druck auf die bilaminäre Zone ausgeübt wird.

- Macht der Patient keine Schmerzangabe → O in das Kästchen den Buchstaben (D) für dorsal eintragen.

- Gibt der Patient Schmerzen an, wird die Manipulation sofort unterbrochen.

- Patient wird nach dem Ort der Schmerzentstehung befragt.

- Nur wenn der Patient auf das linke Kiefergelenk zeigt, ist der Befund verwertbar!

- Kennt der Patient diesen Schmerz aus dem Alltag → X in Kästchen mit (D) eintragen.

- Ist der Schmerz für den Patienten neu → + in Kästchen mit (D) eintragen.

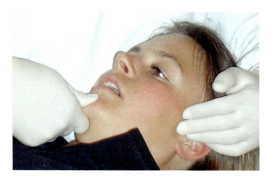

Abb. 32
Dorsale Kompression des linken Kiefergelenks

Hiermit wurde überprüft, ob in dorsaler Richtung ein „Belastungsvektor" besteht.

Zur Überprüfung des dorsokranialen Vektors (DK) ändert sich nur die Grifftechnik der linken Hand. Diese wird, ohne die oben beschriebene Stellung der rechten Hand zu ändern, am horizontalen Teil des Kieferwinkels platziert (Bumann 2000). Damit erreicht man eine Kompression des linken Kondylus in kranialer Richtung (Abb. 33). Es erfolgen wieder die Befragung des Patienten und der Eintrag des Befundes wie beschrieben. Die Untersuchung des rechten Kiefergelenks erfolgt spiegelverkehrt.

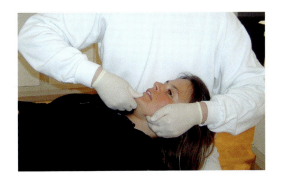

Abb. 33
Dorsokraniale Kompression des linken Kiefergelenks

12. Deviation/Deflektion

Deviation/
Deflektion

Anschließend werden, wie beim CMD-Screening unter „Kieferöffnung asymmetrisch" vorgestellt, Interdentalkeile zwischen 11/21 und 31/41 eingebracht.
In 12-Uhr-Position betrachtet der Therapeut die maximale Kieferöffnung des liegenden Patienten in Bezug zur Mediansagittalen. Die Öffnungsspur wird so genau als möglich in das dafür vorgesehene Raster eingetragen.

13. GCPS/GCS

GCPS/GCS

Hier wird der Beeinträchtigungsgrad I bis IV dokumentiert (siehe „Psychosoziales Screening" S. 97 ff.).

Im nachfolgenden Formular (Abb. 34) werden sonstige Bemerkungen, Diagnosen und Befunde zusammengefasst, gegebenenfalls Schienentherapie und Überweisung eingetragen.

Im Rahmen der klinischen Funktionsanalyse führt der Autor auch ein orthopädisches Screening durch. Auffällig dabei ist, dass nahezu 100 Prozent der CMD-Patienten verifizierbare Funktionsstörungen an der Halswirbelsäule haben. Vor allem Rotationseinschränkungen und Schmerzen machen den größten Teil der Probleme aus. Außerdem ist der Verfasser dieses Buches überzeugt, dass eine manualtherapeutische Mitbehandlung bei CMD obligat sein sollte.

Orthopädisches
Screening

Daraufhin stellt sich nun natürlich die Frage, welchen Sinn es haben sollte, ein orthopädisches Screening zu betreiben, wenn sowieso ein Orthopäde oder Manualtherapeut involviert wird? Mehrfachunter-

suchungen, wenn sie keine zusätzlich verwertbaren Informationen liefern, sollten unterlassen werden!

Nach Abschluss der klinischen Funktionsanalyse bekommt der Patient
einen Schmerzfragebogen ausgehändigt (siehe S. 103 ff.). Der Autor
verwendet dafür den Bogen der Klinik für rekonstruktive Zahnmedizin
und Myoarthropathien der Universität Basel. Weiterhin erhält der
Patient einen Bogen zur Messung chronischer Schmerzen (GCPS/
GCS) ausgehändigt (siehe S. 97 ff.) mit der Bitte, beide Schriftstücke
vollständig ausgefüllt beim nächsten Termin zur Besprechung der
Funktionsanalyse wieder mitzubringen.

!

Praxistipp:

Patienten neigen dazu unvollständig auszufüllen! Deshalb sollten sie
eine halbe Stunde vor dem nächsten Termin erscheinen. Die zahnärztliche Mitarbeiterin kann überprüfen, ob die Unterlagen korrekt
ausgefüllt wurden; und es ist noch genügend Zeit vorhanden, im
Wartezimmer oder besser im Büro die Fragebögen zu vervollständi-
gen. Außerdem benötigt der Zahnarzt rund fünf bis zehn Minuten,
um die GCPS/GCS und den Schmerzfragebogen auszuwerten.

Klinische Funktionsanalyse

1. ....
   Name   Geburtsdatum

2. ....   3.   ☐ 1-U   ☐ Folge-U [ ]   ☐ Abschluss-U
   Datum

4. ☐ Schmerzen   ☐ Knacken-Reiben   ☐ Einschränkungen   ☐ vor ZE

   ☐ Haken   ☐ Blockieren   ☐ Okklusionsstörung   ☐ ....

5. Hyperaktivität

Attrition Front	Attrition Seite	Keilförm. Def.
Rezes-sionen	Wangen-beißen	Lippen-beißen
Zungen-beißen	Stillman-Spalten	McCall Girlanden
Zahn-lockerung	...	...

6. Myofaszialer Schmerz

	Schmerz	
	R	L
Temporalis posterior		
Temporalis medialis		
Temporalis anterior		
Masseter superficialis		
Temporalissehne intraoral		

7. Dyskoordination

Aktiv			Schmerz	
	Dyskoord.	Ausmaß	R	L
Protrusion				
Kieferöffnung				
UK nach links				
Uk nach rechts				

8. Einschränkung Kieferöffnung

Kond. Transl.		Passiv	Schmerz		Endgefühl
R	L	Ausmaß	R	L	☐ hart
					☐ weich

9. Krepitation

	R	L
Krepitation		

10. Krepitation mit Schmerz

	R	L
Krepitation mit Schmerz		

11. Passive Kompression

DK: ☐   DK: ☐

D: ☐   D: ☐

Abb. 34
Formular zur klinischen Funktionsanalyse ⊙. Ein Beispiel für eine erhobene klinische Funktionsanalyse findet sich im „Anhang" S. 212 f.

12. Deviation/Deflektion
Öffnung UK (mm)

R		:		L
		:		
		10		
		:		
		20		
		:		
		30		
		:		
		40		
		:		
		50		

13. GCPS/GCS

GCPS/GCS = ...

Sonstige Bemerkungen

Strukturdiagnose	Funktionsstörung	Schienentherapie
Osteoarthrose	Hyperaktivität	Entspannung
Osteoarthritis	Dyskoordination	Stabilisierung
ADL mit Reposition	Deviation	Oberkiefer
ADV ohne Reposition	Deflektion	Unterkiefer
Kapsulitis		**Überweisung/Verordnung**
Kondylusluxation		Physiotherapie
Lig. laterale		Orthopädie
Myofaszialer Schmerz		HNO
Einschränkung		Neurologie
Insertionstendopathie		Radiologie
		Psychotherapie

Abb. 34 *(Fortsetzung)*

Auswertung

zu 4. Die **Hauptbeschwerde(n)** des Patienten aus den Augen zu ver-
lieren, ist mit Sicherheit schon mehreren Ärzten passiert. Der
Patient kommt mit einem bestimmten Problem, dem wir uns
zuerst widmen sollten, auch wenn uns andere Befunde dring-
licher erscheinen. Das Wichtigste ist, das Vertrauen in die ärzt-
liche Kompetenz nicht zu zerstören, deshalb darf dieser Punkt
nicht übersehen werden.

*Hauptbe-
schwerde(n)*

zu 5. Hyperaktivität
Hier wird deutlich, wie ausgeprägt die Parafunktionen des
Patienten sind.

Therapeutische Konsequenz: Patientenaufklärung (S. 147 f.),
Selbstbeobachtung (S. 149), aktive Maßnahmen (S. 150 ff.),
Physiotherapie (S. 154 ff.), Zentrikschiene (S. 171 f.) Schiene in
maximaler Interkuspidation (S. 178), NTI-tss (S. 179 ff.)

*Therapie bei
Hyperaktivität*

zu 6. Myofaszialer Schmerz
Bei schmerzhafter Temporalissehne lautet die Diagnose Inser-
tionstendopathie. Bei druckdolenter Muskulatur kann in Kennt-
nis der Anatomie auf die Belastungsrichtung geschlossen wer-
den und anhand der Farbabstufung ist klar zu erkennen, ob der
Schmerz, der ausgelöst werden kann, vom Patienten auch in
Alltagssituationen empfunden wird. Im Klartext heißt dies: Wur-
de der den Patienten beeinträchtigende Schmerz gefunden?

Therapeutische Konsequenz: Patientenaufklärung (S. 147 f.),
Selbstbeobachtung (S. 149), Selbsttherapie (S. 150), Progressive
Muskelrelaxation nach Jacobson (S. 150 f.), Autogenes Training
(S. 151), Biofeedback (S. 151 ff.), Physiotherapie (S. 154 ff.),
TENS (S. 157 f.), Muskelrelaxantien (S. 161 f.), topisch anwendba-
re Medikamente (S. 163 f.), Osteopathie (S. 166 f.), Zentrikschie-
ne (S. 171 f.), Schiene in maximaler Interkuspidation (S. 178),
NTI-tss (S. 179 ff.), Akupunktur (S. 187 f.), Matrix-Rhythmus-
Therapie (S. 189 f.), Hypnose (S. 195), Botulinumtoxin (S. 196)

*Therapie bei
myofaszialem
Schmerz*

zu 7. Dyskoordination
Therapeutische Konsequenz: Häusliche Koordinationsübungen
unter Anleitung eines Physiotherapeuten (S. 154 ff.)

*Therapie bei
Dyskoordination*

zu 8. **Einschränkung Kieferöffnung** (Differentialdiagnostik S. 87 f.)

8.1 muskulär

Therapie bei
Einschrän-
kungen
Therapeutische Konsequenz: Patientenaufklärung (S. 147 f.), Selbstbeobachtung (S. 149), Selbsttherapie (S. 150), Progressive Muskelrelaxation nach Jacobson (S. 150 f.), Biofeedback (S. 151 ff.), Physiotherapie (S. 154), Muskelrelaxantien (S. 161 f.), Osteopathie (S. 166 f.), Zentrikschiene (S. 171 f.), Schiene in maximaler Interkuspidation (S. 178), NTI-tss (S. 179 ff.), Akupunktur (S. 187 f.), Matrix-Rhythmus-Therapie (S. 189), Hypnose (S. 195)

8.2 arthrogen (ADV ohne Rep.) (S. 33 f.)

Therapeutische Konsequenz: Repositionsversuch, Patientenaufklärung (S. 147 f.), Physiotherapie (S. 154 ff.), Zentrikschiene (S. 171 f.), Distraktionsschiene (S. 170), Schiene in maximaler Interkuspidation (S. 178)

zu 9. **Krepitation**

Therapeutische Konsequenz: Patientenaufklärung (S. 147 f.), entweder keine Behandlung oder gegebenenfalls physiotherapeutische Dekompressionsbehandlung (S. 154 ff.). Bei prothetischem Behandlungsbedarf ist die Sicherung der Kondylenposition anzuraten (S. 201 ff.)

zu 10. **Krepitation mit Schmerz**

Therapie bei
Krepitation
Therapeutische Konsequenz: Patientenaufklärung (S. 147 f.), Medikation (S. 159 ff.), Physiotherapie (S. 154 ff.), bei prothetischem Handlungsbedarf Sicherung der Kondylenposition (S. 201 ff.), Okklusionsschienentherapie (S. 168 ff.)

zu 11. **Passive Kompression**

Therapeutische Konsequenz:

O = adaptiert, keine Behandlung nötig

Therapie der
Kapsulitis
+ = kompensierte Kapsulitis, gegebenenfalls Physiotherapie (S. 154 ff.)

X = dekompensierte Kapsulitis, Patientenaufklärung (S. 147 f.), Medikation (S. 159 ff.), Physiotherapie (S. 154 ff.), Schienentherapie (S. 168 ff.)

zu 12. **Deviation, Deflektion**

Therapeutische Konsequenz: Häusliche Koordinationsübungen (S. 154 ff.)

zu 13. **Graded Chronic Pain Scale** (GCPS) (S. 97 ff.)

Psychosoziales Screening = Achse-II-Mindestdiagnostik

Unabdingbar für den Praktiker ist es, zu erkennen, ob Patienten, die mit Schmerzen im kraniomandibulären System seine Praxis aufsuchen, eine psychologische Mitbehandlung erfahren müssen oder nicht. Dies heißt, es ist zu eruieren, ob es sich um ein rein somatisches Problem handelt oder von einer psychosozialen Beteiligung ausgegangen werden muss.

Psychosoziale Beteiligung?

Während im ersten Fall eine rein physische Behandlung Erfolg versprechend ist, muss im zweiten Fall eine weitere Abklärung durch einen in der Schmerzdiagnostik und -therapie geschulten klinischen Psychologen erfolgen (Dworkin 1995).

Graded Chronic Pain Scale (GCPS)/ Graduierung chronischer Schmerzen (GCS)

In der Diagnostik persistierender (chronischer) Schmerzen kommt der Erfassung schmerzbedingter Beeinträchtigung/Behinderung eine bedeutende Rolle zu. Ein hervorragendes Instrument, bei dem nicht nur die Stärke des Schmerzes gemessen wird, sondern auch die Beeinträchtigung im Alltag des Patienten ist die Graded Chronic Pain Scale (GCPS), mittlerweile erhältlich in der deutschsprachigen Fassung (GCS). Dabei ist folgendes Vorgehen aus eigener Erfahrung empfehlenswert.

Erfassung schmerzbedingter Beeinträchtigungen

Dem Patienten werden sieben Fragen gestellt (Abb. 35, S. 98). Er wird gebeten, den jeweiligen Einfluss der Schmerzen auf die einzelnen Lebensbereiche mithilfe einer elf Stufen umfassenden Rating-Skala zu bewerten, wobei die beiden Extremwerte (0 und 10) unterhalb jeder Skala definiert sind („keine Beeinträchtigung" beziehungsweise „totale Beeinträchtigung").

Vorgehen

GCPS/GCS

1. An ungefähr wie vielen Tagen konnten Sie in den letzten sechs Monaten aufgrund Ihrer Schmerzen im Gesichtsbereich Ihrer normalen Beschäftigung (Beruf, Schule/Studium, Hausarbeit) nicht nachgehen?

    .... Tagen

2. Wie stark sind Ihre Schmerzen im Gesichtsbereich jetzt im Augenblick?

    [0] [1] [2] [3] [4] [5] [6] [7] [8] [9] [10]
    kein Schmerz   stärkster vorstellbarer Schmerz

3. Wenn Sie an die Tage denken, an denen Sie in den letzten sechs Monaten Schmerzen im Gesichtsbereich hatten, wie würden Sie Ihre stärksten Schmerzen einstufen?

    [0] [1] [2] [3] [4] [5] [6] [7] [8] [9] [10]
    kein Schmerz   stärkster vorstellbarer Schmerz

4. Wie hoch war die durchschnittliche Stärke der Schmerzen im Gesichtsbereich in den letzten sechs Monaten?

    [0] [1] [2] [3] [4] [5] [6] [7] [8] [9] [10]
    kein Schmerz   stärkster vorstellbarer Schmerz

5. Wie hoch war die Beeinträchtigung der alltäglichen Beschäftigung in den vergangenen sechs Monaten?

    [0] [1] [2] [3] [4] [5] [6] [7] [8] [9] [10]
    keine Beeinträchtigung   ich war außerstande, etwas zu tun

6. Wie hoch war die Beeinträchtigung der Familien- und Freizeitaktivitäten in den vergangenen sechs Monaten?

    [0] [1] [2] [3] [4] [5] [6] [7] [8] [9] [10]
    keine Beeinträchtigung   ich war außerstande, etwas zu tun

7. Wie hoch war die Beeinträchtigung der Arbeit bzw. Hausarbeit in den vergangenen sechs Monaten?

    [0] [1] [2] [3] [4] [5] [6] [7] [8] [9] [10]
    keine Beeinträchtigung   ich war außerstande, etwas zu tun

Abb. 35
Graded Chronic Pane Scale (GCPS)/Graduierung chronischer Schmerzen (GCS) ⊙

Auswertung

Schmerzintensität

Indem man die angekreuzten nummerischen Werte der Fragen 2 bis 4 (Schmerzen in diesem Augenblick, stärkster Schmerz, durchschnittlicher Schmerz während der letzten sechs Monate) addiert, diese Summe durch drei dividiert und die erhaltene Zahl mit zehn multipliziert, erhält man die sogenannte charakteristische Schmerzintensität (SI), die zwischen 0 und 100 liegt.

2 – 4

Auf gleiche Weise wird das Ausmaß schmerzbedingter Beeinträchtigungen (SB) ermittelt: Die durch Beantworten der Fragen 5 bis 7 erhaltenen Zahlenwerte werden addiert, durch drei dividiert und anschließend mit zehn multipliziert. Auch hierbei erhält man einen Wert zwischen 0 und 100.

Schmerzbedingte Beeinträchtigungen ermitteln

Der Wert der schmerzbedingten Beeinträchtigung wird entsprechend der Tabelle 3 – rechts in 0 bis 3 „Beeinträchtigungspunkte" (Disability Points) umgerechnet.

5 – 7

schmerzbedingte Beeinträchtigung

Ebenso wird die Anzahl der Tage, an denen der Patient in den vergangenen sechs Monaten aufgrund der Schmerzen im Gesichtsbereich den normalen Beschäftigungen nicht nachgehen konnte (Frage 1), gemäß Tabelle 3 – links in 0 bis 3 Beeinträchtigungspunkte umgerechnet.

Die Beeinträchtigungspunkte werden addiert.

Je nachdem, wie hoch der Beeinträchtigungspunktwert liegt (0 bis 6) und wie hoch die charakteristische Schmerzintensität des Patienten liegt, erfolgt die Klassifizierung entsprechend der Tabelle 4a–b.

Anzahl der Tage, an denen den normalen Tätigkeiten nicht nachgegangen werden konnte, und Umrechnung in Beeinträchtigungspunkte		Ausmaß der subjektiven Beeinträchtigungen (SB/Wert 0–100) und Umrechnung in Beeinträchtigungspunkte	
0– 6 Tage	0 Beeinträchtigungspunkte	0–29	0 Beeinträchtigungspunkte
7–14 Tage	1 Beeinträchtigungspunkt	30–49	1 Beeinträchtigungspunkt
15–30 Tage	2 Beeinträchtigungspunkte	50–69	2 Beeinträchtigungspunkte
31 und mehr	3 Beeinträchtigungspunkte	70 und mehr	3 Beeinträchtigungspunkte

Tab. 3

Funktionaler persistierender Schmerz		
Geringe Beeinträchtigung		
Grad I	geringe Schmerzintensität	weniger als 3 Beeinträchtigungspunkte und charakteristische Schmerzintensität (SI) < 50
Grad II	hohe Schmerzintensität	weniger als 3 Beeinträchtigungspunkte und charakteristische Schmerzintensität (SI) > 50

Tab. 4a

Dysfunktionaler chronischer Schmerz		
Starke Beeinträchtigung		
Grad III	mäßige Einschränkung	3–4 Beeinträchtigungspunkte, unabhängig von der charakteristischen Schmerzintensität
Grad IV	hochgradige Einschränkung	5–6 Beeinträchtigungspunkte, unabhängig von der charakteristischen Schmerzintensität

Tab. 4b

Bei Grad III und IV Psychologen hinzuziehen

Bei GCPS/GCS-Grad III und IV ist es unabdingbar, einen in Schmerzdiagnostik und Schmerztherapie erfahrenen Psychologen hinzuziehen oder zur weiteren Abklärung die allgemeine Depressionsskala und die Beschwerdenliste anwenden (siehe „Schmerzdiagnostik" S. 101 ff.).

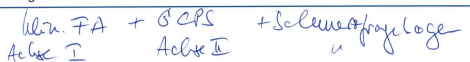

klin. FA + GCPS + Schmerzpsychologe
Achse I   Achse II   u

Schmerzdiagnostik

Wichtig ist es, sich noch einmal zu vergegenwärtigen, dass die klinische Funktionsanalyse, die GCPS/GCS sowie der Schmerzfragebogen zusammengehören und als Mindestdiagnostik durchzuführen sind. Der Schmerzfragebogen (siehe S. 103 ff.) dient zur Dokumentation der Ausgangssituation, der Schmerzlokalisation, der Schmerzqualität, der affektiven Komponente etc.

> Mindestdiagnostik = Klinische Funktionsanalyse + GCPS/GCS + Schmerzfragebogen

!

Die Mindestdiagnostik muss in folgenden Fällen zur Standarddiagnostik ergänzt werden, die auch ein erweitertes Screening auf psychische Mitbeteiligung umfasst:

Psychologisches Screening

- Wenn anamnestische Hinweise auf psychosoziale Belastung vorliegen.
- Wenn die Schmerzen länger als sechs Monate bestehen.
- Wenn GCPS/GCS-Grad III oder IV beträgt.
- Wenn auf Basis der Mindestdiagnostik trotz Behandlung nach zirka vier Wochen keine Besserung eintritt.

(Modifizierte Empfehlungen des Interdisziplinären Arbeitskreises für Mund- und Gesichtsschmerzen der Deutschen Gesellschaft zum Studium des Schmerzes DGSS).

> Standarddiagnostik = Mindestdiagnostik + allgemeine Depressionsskala (ADS) + Beschwerdenliste (B-L)

!

Dies wirft die Frage auf, ob wir Zahnärzte psychologische Tests benötigen und welche diagnostischen und therapeutischen Rückschlüsse wir daraus ziehen können? Dazu ist anzumerken, dass depressive Symptome zu den am weitesten verbreiteten psychischen Beschwerden zählen. Häufig anzutreffen sind sie auch bei chronischen Schmerzen. Sie haben nicht nur für sich Krankheitswert, sondern sie behin-

Psychologische Tests

dern im Rahmen somatischer und psychosomatischer Krankheiten den Genesungsprozess. Vor der Therapie steht jedoch die Diagnostik. Depressive Symptome müssen zuerst entdeckt und erkannt werden, bevor über die Behandlung nachgedacht werden kann (Hautzinger und Bailer 1992). Ein guter Test, um versteckte depressive Verstimmungen zu erkennen, ist die allgemeine Depressionsskala (ADS – mit einem ausführlichen Handbuch zu beziehen bei Testzentrale Göttingen, Adresse siehe Materialliste im „Anhang" S. 237 ff.). Damit ist auch der Zahnarzt ohne psychologische Ausbildung in kürzester Zeit in der Lage, depressive Verstimmungen und somit Therapiehindernisse zu erkennen.

Allgemeine Depressionsskala

Die Beschwerdenliste (B-L) ist ein Fragebogentest zur quantitativen Abschätzung subjektiver Beeinträchtigung durch körperliche Beschwerden und Allgemeinbeschwerden (v. Zerssen 2000). Der Zahnarzt kann mithilfe der B-L die globale Beeinträchtigung des subjektiven Befindens erfassen. Dieser Test, der mit einem ausführlichen Handbuch ausgeliefert wird, ist ebenfalls bei der Testzentrale Göttingen zu beziehen (Adresse siehe Materialliste im „Anhang" S. 237 ff.).

Beschwerdenliste

Bei besonderen Fragestellungen kann zusätzlich zur Standarddiagnostik die erweiterte Diagnostik in Anspruch genommen werden. Hierfür kommen für den Praktiker infrage:

- instrumentelle Funktionsanalyse/Okklusionsanalyse (siehe S. 117 ff.)
- bildgebende Verfahren (siehe S. 135 ff.)

Natürlich existiert eine Vielzahl weiterer diagnostischer Verfahren aus dem psychologischen und vor allem aus dem paramedizinischen Bereich. Zur weiteren Vertiefung sei daher auf die jeweilige Fachliteratur verwiesen.

Schmerzfragebogen

Ziel des auf den nächsten Seiten vorgestellten Schmerzfragebogens (Abb. 36) ist eine standardisierte Erfassung und Dokumentation gesichtsschmerzrelevanter Parameter sowie, im Sinne einer Filterdiagnostik, eine Abschätzung des Ausmaßes einer eventuell eingetretenen Schmerzchronifizierung (Türp und Schindler 2006).

Standardisierte Erfassung

Schmerzfragebogen

Persönliche Angaben

1. ....

   Name   Geburtsdatum   Datum

2. ....

   ....

   Adresse

   ....

   Telefon privat   Telefon geschäftlich

3. Geschlecht: ☐ männlich   ☐ weiblich

4. Familienstand: ☐ ledig   ☐ verheiratet   ☐ verwitwet   ☐ geschieden

5. Beruf: ◄─────────────────────────────────────── **Berufliche Belastung?**

   a) ausgeübter Beruf:..

   b) erlernter Beruf:..

   c) ☐ derzeit arbeitslos

   d ☐ Rentner   **Sekundärer Krankheits-**

   e) ☐ es läuft ein Antrag auf Berentung ◄───────── **gewinn?**

6. Name, Anschrift, Tel.-Nr. des überweisenden **Zahnarztes** oder **Arztes** ◄─── **Ärztlicher Brief**

   ....   **und Dank an**

   ....   **Kollege/Kollegin**

7. Name, Anschrift, Tel.-Nr. des **Hausarztes** ◄─────────────────── **Rückfragen wegen Medikation/**

   ....   **systemischen**

   ....   **Erkrankungen**

8. Entfernung von Ihrer Wohnung bis zu unserer Praxis: etwa .... km

Abb. 36
Schmerzfragebogen, in Anlehnung an den Schmerzfragebogen der Klinik für Rekonstruktive Zahnmedizin und Myoarthopathien der Universität Basel/Prof. Türp und Marinello ☉

Zuerst auf
Hauptbe-
schwerden
konzentrieren

Hauptbeschwerden

Was ist der Grund für Ihren **heutigen Besuch**? Nennen Sie uns bitte Ihre **Hauptbeschwerden**:

....

....

Bitte versuchen Sie, Ihre **Schmerzen im Kiefer-Gesichts-Bereich** zu beschreiben (z. B. »stechende Schmerzen; vom linken Kiefergelenk bis zur linken Schläfe; verstärkt sich beim Kauen«):

....

....

....

Haben Sie Unfälle mit Beteiligung des **Kiefer-Gesichts-Bereichs** gehabt?

□ nein   □ ja

Wenn ja, welcher Art?   Datum

1. ....

2. ....

3. ....
(Bitte benutzen Sie ggf. die Rückseite des Blattes.)

Traten oder treten bei Mitgliedern **Ihrer Familie** ähnliche Schmerzen auf?

□ nein   □ ja

Wenn ja, welche Beschwerden?

....

....

....

Abb. 36 *(Fortsetzung)*

Frühere Behandlungen

Welche (Zahn)Ärzte und andere Therapeuten haben Sie wegen Ihrer Kiefer-Gesichts-Schmerzen bereits aufgesucht? Bitte geben Sie alle Behandler und die jeweils erfolgte Behandlung an.

Name des (Zahn-)Arztes/Therapeuten und ggf. Fachrichtung	Zeitraum der Behandlung	Art der Behandlung	Ergebnis der Behandlung

(Bitte benutzen Sie ggf. die Rückseite des Blattes.)

Wie häufig wurden bei Ihnen in den letzten sechs Monaten Behandlungen (z.B. Schienen-behandlung, Einschleiftherapie, Krankengymnastik/Physiotherapie etc.) wegen Ihrer Kiefer-Gesichts-Schmerzen durchgeführt?

etwa .... Behandlungstermine

Was erwarten Sie sich von Ihrem Besuch in unserer Praxis?

....

....

Erwartungen des Patienten decken sich oft nicht mit denen des Behandlers

Abb. 36 *(Fortsetzung)*

Bitte geben Sie alle Medikamente an, die Sie in den letzten sechs Monaten eingenommen haben, und vermerken, ob Sie die Medikamente regelmäßig (z.B. 3 x 1 Tbl.) oder im Bedarfsfall einnehmen.

□ keine Medikamente in den letzten sechs Monaten

Medikament	Art (Tabletten, Tropfen, Zäpfchen)	Dosierung	Zeitraum
Beispiele: Paroxetin Aspirin	Tabletten Tabletten	10 mg x 1 pro Tag nach Bedarf	Febr. bis April 2008 seit Dez. 2007

(Bitte benutzen Sie ggf. die Rückseite des Blattes.)

Haben Sie gegen Ihre Schmerzen früher weitere Medikamente eingenommen?

□ nein   □ ja

Wenn ja, an welche können Sie sich erinnern?

....

....

Bei mehreren erfolglosen Operationen an somatoforme Störung denken ▶ Erfolgte wegen Ihrer Kiefer-Gesichts-Schmerzen schon einmal eine Operation (einschließlich Zahnextraktionen, die aufgrund Ihrer Kiefer-Gesichts-Schmerzen vorgenommen wurden)?

□ nein   □ ja

Art der Operation	Datum	Dauer der Schmerzlinderung
1.		
2.		
3.		

Bei mehr als drei Operationen: ....mal operiert

Abb. 36 (Fortsetzung)

Falls Sie früher bereits wegen Ihrer Kiefer-Gesichts-Schmerzen behandelt wurden:

Wie **zufrieden stellend** war für Sie das Ergebnis der bisherigen **Behandlungen** Ihrer Kiefer-Gesichts-Schmerzen?

    ☐ Ich bin sehr zufrieden.
    ☐ zufriedenstellend
    ☐ Ich bin eher unzufrieden.
    ☐ unzufriedenstellend
    ☐ Ich bin sehr unzufrieden.

Wie **beurteilen** Sie Ihre bisherigen **Behandlern**?

    ☐ Ich bin sehr zufrieden.
    ☐ zufriedenstellend
    ☐ Ich bin eher unzufrieden.
    ☐ unzufriedenstellend
    ☐ Ich bin sehr unzufrieden.

Denken Sie, dass Ihre **Kiefer-Gesichts-Schmerzen** durch etwas anderes verursacht werden, als bisher behandelt wurde?

        ☐ nein   ☐ ja

Was halten Sie für die **Ursache der Beschwerden**?

....

....

....

Abb. 36 *(Fortsetzung)*

Schmerzlokalisation

Zeichnen Sie zunächst bitte in das nachfolgende **Ganzkörperschemata** ein, **wo im Körper** Sie **überall** Schmerzen haben. Bitte kennzeichnen Sie das **ganze** Schmerzgebiet (durch Schraffierung bzw. Ausmalen), damit deutlich zu erkennen ist, wo **überall** Sie Schmerzen haben.

rechts   links   links

Patienten mit CMD haben oft Schmerzen an anderen Stellen des Körpers, die ebenfalls behandelt werden müssen. Diese Schmerzen werden beim Zahnarzt aber selten angegeben.

Bitte überprüfen Sie noch einmal, ob Sie an **alle Schmerzgebiete** gedacht haben.

Abb. 36 *(Fortsetzung)*

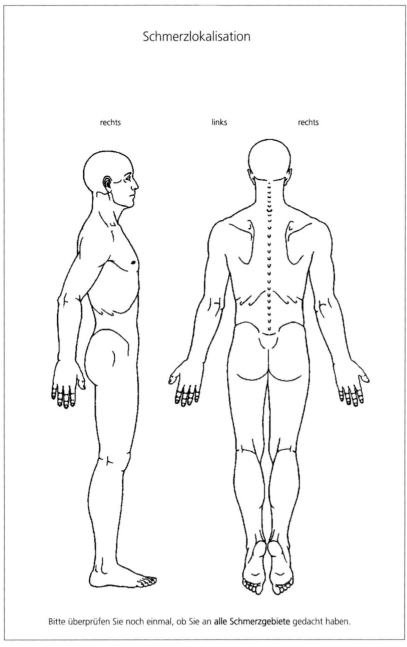

Schmerzlokalisation

rechts links rechts

Bitte überprüfen Sie noch einmal, ob Sie an **alle Schmerzgebiete** gedacht haben.

Abb. 36 *(Fortsetzung)*

Schmerzlokalisation

Bitte geben Sie in der folgenden Liste an, wo Sie überall Schmerzen haben. Bitte kreuzen Sie die entsprechenden Schmerzgebiete an. Für beidseitige Schmerzen markieren Sie bitte die Kästchen für links und rechts.

	links	rechts	Mitte
Gesicht	☐	☐	☐
Stirn	☐	☐	☐
Schläfe	☐	☐	
Ohr	☐	☐	
Auge	☐	☐	
Kiefergelenk	☐	☐	
Oberkiefer	☐	☐	☐
Unterkiefer	☐	☐	☐
Kaumuskeln	☐	☐	☐
Mundhöhle/Zähne	☐	☐	☐
Kopf	☐	☐	☐
Nacken/Hinterkopf	☐	☐	☐
untere Halswirbelsäule	☐	☐	☐
Schultergelenk	☐	☐	
obere Schulter	☐	☐	
Oberarm	☐	☐	
Ellenbogen	☐	☐	
Unterarm	☐	☐	
Hand/Finger	☐	☐	
oberer Rücken	☐	☐	☐
Brustkorb vorn	☐	☐	☐
Brustkorb seitlich	☐	☐	☐
oberer Bauch	☐	☐	☐
unterer Bauch	☐	☐	☐
Bauch seitlich	☐	☐	
Leiste	☐	☐	
unterer Rücken	☐	☐	☐
Gesäß/Steißbein	☐	☐	☐
Becken	☐	☐	☐
Hüftgelenk	☐	☐	
Oberschenkel	☐	☐	
Knie	☐	☐	
Unterschenkel	☐	☐	
Fuß/Zehen	☐	☐	
Geschlechtsorgane	☐	☐	☐
Afterbereich	☐	☐	☐
mehrere Gelenke	☐	☐	
gesamter Körper	☐	☐	☐

Abb. 36 *(Fortsetzung)*

Schmerzlokalisation

Zeichnen Sie nachfolgend bitte in den Gesichtsschemata ein, **wo** in der **Kopf-Gesichts-Hals-Region** Sie **überall** Schmerzen haben. Bitte kennzeichnen Sie das **ganze** Schmerzgebiet (durch Schraffierung bzw. Ausmalen), damit deutlich zu erkennen ist, wo **überall** Sie Schmerzen haben.

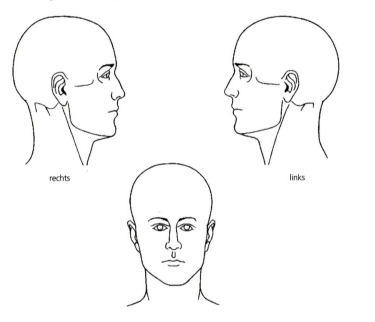

rechts   links

Wo fühlen Sie Ihre Kiefer-Gesichts-Schmerzen?

☐ in der Tiefe ◄─────────────────────────────── Muskelschmerzen werden oft in tiefer gelegene Gewebe übertragen

☐ oberflächlich (in der Haut oder Schleimhaut)

☐ beides

Wechselt Ihr Gesichtsschmerz häufig die Seite?

☐ ja

☐ nein

Abb. 36 *(Fortsetzung)*

Schmerzbeginn

Fällt eine wie auch immer geartete Belastungssituation in diesen Zeitraum?

Seit wann treten Ihre Kiefer-Gesichts-Schmerzen auf?

Datum ....

Begannen die Schmerzen plötzlich/akut oder allmählich/schleichend?

☐ plötzlich/akut

☐ allmählich/schleichend

Welches Schmerzmodell hat der Patient?

Was könnte Ihrer Ansicht nach der Auslöser sein? Welche Begleitumstände kommen als Auslöser der Schmerzen infrage?

....

....

....

....

....

....

Hat sich seit ihrem erstmaligen Auftreten die **Qualität der Beschwerden im Laufe der Zeit geändert**?

☐ ja

☐ nein

Falls ja, was hat sich verändert?

....

....

....

....

....

....

Abb. 36 *(Fortsetzung)*

Schmerzqualität

Die folgende Tabelle dient der näheren Beschreibung der von Ihnen empfundenen Schmerzen.

Bitte kreuzen Sie bei jeder Zeile an, **ob die vorgegebene Empfindung für Ihre Schmerzen stimmt** und **wie stark** diese Ihren Schmerzen entsprechen. Denken Sie bei der Beurteilung bitte an typische Schmerzen etwa **der letzten drei Monate**.

Zu jeder Aussage gibt es vier Antwortmöglichkeiten:
4 = trifft genau zu   **3** = trifft weitgehend zu   **2** = trifft wenig zu   **1** = trifft gar nicht zu

Bitte kreuzen Sie die Antwort an, die für Sie am meisten zutrifft. Bitte lassen Sie bei der Beantwortung keine Aussage aus.

Meine Schmerzen sind …	trifft genau zu	trifft weit-gehend zu	trifft wenig zu	trifft gar nicht zu
quälend	4	3	2	1
grausam	4	3	2	1
heftig	4	3	2	1
mörderisch	4	3	2	1
elend	4	3	2	1
schauderhaft	4	3	2	1
scheußlich	4	3	2	1
schwer	4	3	2	1
entnervend	4	3	2	1
erschöpfend	4	3	2	1
marternd	4	3	2	1
furchtbar	4	3	2	1
unerträglich	4	3	2	1
lähmend	4	3	2	1
schneidend	4	3	2	1
brennend	4	3	2	1
reißend	4	3	2	1
pochend	4	3	2	1
klopfend	4	3	2	1
glühend	4	3	2	1
stechend	4	3	2	1
hämmernd	4	3	2	1
heiß	4	3	2	1
durchstoßend	4	3	2	1
dumpf	4	3	2	1
drückend	4	3	2	1
ziehend	4	3	2	1
pulsierend	4	3	2	1
bohrend	4	3	2	1
scharf	4	3	2	1
einschießend	4	3	2	1
ausstrahlend	4	3	2	1
krampfartig	4	3	2	1

Affektive Komponente

Neuropathische Schmerzen haben oft brennende und einschießende Komponenten

Abb. 36 *(Fortsetzung)*

Schmerzzeiten

Wie oft treten Ihre Kiefer-Gesichts-Schmerzen auf? Bitte kreuzen Sie nur eine Antwort an.

☐ wenige Male im Jahr
☐ wenige Male im Monat
☐ mehrmals in der Woche
☐ einmal am Tag
☐ mehrmals am Tag
☐ Meine Schmerzen sind immer vorhanden.

Welche Aussage trifft auf Ihre Kiefer-Gesichts-Schmerzen zu? Bitte kreuzen Sie nur eine Antwort an.

☐ Meine Schmerzen treten in **Anfällen** auf. Zwischen den Anfällen bin ich schmerzfrei.
☐ Meine Schmerzen sind **immer** vorhanden.
☐ Meine Schmerzen sind **immer** vorhanden. Zusätzlich treten **Schmerzanfälle** auf.

Cave: Untypisch für somatischen Schmerz

Falls Sie **einzelne Schmerzanfälle** haben, geben Sie bitte an, wie lange ein Anfall gewöhnlich **dauert**. Bitte kreuzen Sie nur eine Antwort an.

☐ Sekunden
☐ Minuten
☐ Stunden
☐ Tage
☐ länger als eine Woche

Falls **einzelne Schmerzanfälle** auftreten, geben Sie bitte an, wie lange die **schmerzfreie Periode** gewöhnlich anhält. Bitte kreuzen Sie nur eine Antwort an.

☐ bis zu einem Monat
☐ mehr als ein Monat

Sind die Schmerzen je nach Tages- oder Jahreszeit unterschiedlich?
Wenn ja, wie machen sich entsprechende Schwankungen bemerkbar?

....

....

....

....

....

....

Abb. 36 *(Fortsetzung)*

Schmerzstärke

Verändert sich die Stärke Ihrer Schmerzen? Bitte kreuzen Sie nur eine Antwort an.

    ☐ Die Stärke meiner Schmerzen wechselt **häufig** (z.B. mehrmals täglich).
    ☐ Die Stärke meiner Schmerzen wechselt **gelegentlich** (z.B. wenige Male pro Woche).
    ☐ Die Stärke meiner Schmerzen wechselt **niemals**.

Wann ist der Schmerz besonders stark?

    ☐ morgens
    ☐ mittags
    ☐ abends
    ☐ im Laufe des Tages zunehmend
    ☐ nachts

Cave:
Untypisch für somatischen Schmerz

Wann wäre es sinnvoll eine Aufbissschiene zu tragen?

Begleiterscheinungen

Bitte kreuzen Sie in der nachfolgenden Tabelle an, welche Begleiterscheinungen **zusammen mit Ihren Kiefer-Gesichts-Schmerzen** auftreten. Bitte lassen Sie bei der Beantwortung keine Aussage aus.

	immer	oft	gelegentlich	nie
Übelkeit	☐	☐	☐	☐
Erbrechen	☐	☐	☐	☐
Lichtempfindlichkeit	☐	☐	☐	☐
Geräuschempfindlichkeit	☐	☐	☐	☐
Sehstörungen (z. B. Augenflimmern)	☐	☐	☐	☐
Rötungen und/oder Schwellungen im Schmerzgebiet	☐	☐	☐	☐
Überempfindlichkeit der Haut im Schmerzgebiet	☐	☐	☐	☐
Sonstiges:	☐	☐	☐	☐
Sonstiges:	☐	☐	☐	☐

Abb. 36 *(Fortsetzung)*

Schmerzbeeinflussende Umstände

Welche Umstände **lösen** bei Ihnen Kiefer-Gesichts-Schmerzen **aus**?

....

....

....

Welche Umstände **verstärken/verschlechtern** Ihre Kiefer-Gesichts-Schmerzen?

....

....

....

Welche Umstände **verbessern** Ihre Kiefer-Gesichts-Schmerzen?

....

....

....

Bitte kreuzen Sie in der nachfolgenden Tabelle an, wie sich die genannten **Bedingungen** auf Ihre Kiefer-Gesichts-Schmerzen **auswirken**. Wählen Sie die Antwortmöglichkeit, die am meisten auf Sie zutrifft. Bitte lassen Sie bei der Beantwortung keine Aussage aus.

	Lindernd	kein Einfluss	verstärkend
körperl. Belastung (z.B. Treppen steigen, Lasten heben)	☐	☐	☐
sportliche Aktivität (z.B. laufen, Rad fahren)	☐	☐	☐
psychische Belastung (z.B. Stress, Ärger, Aufregung)	☐	☐	☐
einseitige Körperhaltung (z.B. länger sitzen oder stehen)	☐	☐	☐
häufiger Lagewechsel, Bewegung, Herumlaufen	☐	☐	☐
sich ausruhen, entspannen, Kiefer ruhig halten	☐	☐	☐

Cave:
Hohe affektive ──────► ☐ stimmt
Komponente

Meine Schmerzen sind **durch nichts zu beeinflussen**.

☐ stimmt

☐ stimmt nicht

Abb. 36 *(Fortsetzung)*

Instrumentelle Funktionsanalyse

Die DGZMK und die DGFDT nahmen auch zum Thema instrumentelle Funktionsanalyse im Jahr 2003 eindeutig Stellung. Dabei wurde die instrumentelle FAL als wissenschaftlich anerkannte Methode bestätigt. Weiterhin besteht folgender Konsens:

Wissenschaft- lich anerkannte Methode

- Die CMD wird in Kombination mit der klinischen FAL erfasst.

- Erst auf der Grundlage dieser Informationen wird eine (Wieder-) Herstellung der Funktionsfähigkeit des CMS möglich.

- Die instrumentelle FAL ist geeignet, die statische und dynamische Okklusion zu analysieren und zu simulieren.

- Ebenfalls können Störungen der Kiefergelenke verifiziert werden.

- Voraussetzung bei CMD ist die vorherige klinische FAL.

- Bei Rekonstruktionen ohne CMD ist die instrumentelle FAL auch alleine sinnvoll.

Indikationen

- CMD mit Verdacht auf Okklusionstörungen

- stark von der Norm abweichende Kieferbewegungen und CMD

- Dysgnathien und CMD

- umfangreiche Prothetik ohne CMD

- vor Dysgnathie-OP

- Parodontopathien in Zusammenhang mit Fehlbelastungen der Zähne

Zur Dokumentation der instrumentellen Funktionanalyse sollten im Artikulator montierte Ober- und Unterkiefermodelle sowie gegebenenfalls analoge oder digitale Bewegungsaufzeichnungen und eine Auswertung der Befunde vorliegen (Abb. 37).

Dokumentation

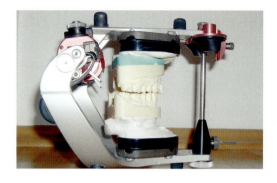

Abb. 37
Modell mit Split-Cast-
Sockel einartikuliert

Nichtsdestotrotz wird auch die instrumentelle Funktionsanalyse weltweit sehr unterschiedlich in ihrem Nutzen bei CMD-Patienten eingeschätzt. Während Stohler und Zarb (1999) sich sehr zurückhaltend
äußern, schreiben andere Autoren, oftmals Praktiker, diesem Analyse-
gang eine erhebliche Aussagekraft zu (Reusch und Feyen 2001). Ferner findet sich eine unglaubliche Anzahl von Artikulatoren und Auf-
zeichnungsgeräten mit diversem Zubehör. Die Industrie möchte uns
glauben machen, ohne all diese Geräte könnten wir nicht diagnostizieren und therapieren. Außerdem darf nicht verschwiegen werden, dass
sich auch ungemein interessante Ansätze in der so genannten Kondy-
lographie ergeben können. Christiansen (2004), einer der Pioniere der
Interpretation von Gelenkspuren, hat in mehreren Gesprächen mit dem
Autor großen Eindruck hinterlassen und seine Ansichten von der Bio-
mechanik der Kiefergelenke sollten von der Forschung aufgegriffen
werden.

Herstellung dimensionsgetreuer Modelle

Schrittweises
Vorgehen

- Passende Löffel aussuchen (dürfen auf keinen Fall zu eng sein). Hier
  eignen sich am besten Border-Lock-Abformlöffel (siehe Materialliste
  im „Anhang" S. 237 ff.).

- Auch die distalen Zähne müssen erfasst sein.

- Oberkieferlöffel im Gaumenbereich mit Silispray (siehe Materialliste
  im „Anhang" S. 237 ff.) besprühen.

- Tacky-Stops (siehe Materialliste im „Anhang" S. 237 ff.) oder Silikon-
  Stops in Regio 13/23 und 16/26 aufbringen (Abb. 38).

- Mit Knetsilikon Gaumen abformen.

- Stops entfernen – sie haben ihre Aufgabe erfüllt. (Der Löffel kann nicht mehr durchgedrückt werden.)

- Alginatadhäsiv (siehe Materialliste im „Anhang" S. 237 ff.) auf den Löffel aufbringen und trocknen.

- Alginat nach Herstellerangaben anmischen.

- Zähne müssen speichelfeucht sein.

- Eine Fingerspitze Alginat wird in die Fissuren gestrichen.

- Den Löffel einbringen und drucklos halten.

- Nach etwa vier Minuten Druckluft in die Umschlagfalte blasen, um Außenventil aufzuheben.

- Dann Einlegen der Zeigefinger in die Umschlagfalte und Löffel ruckartig entfernen.

- Abformung mit Wasser ausspülen.

- Nichtlöffelunterstützte Überschüsse mit Skalpell entfernen (Abb. 39)

- Aufbewahrung im Hygrophor zirka 15 Minuten, dann muss die Abformung ausgegossen werden!

- Unterkiefer wird entsprechend abgeformt.

- Statt Gaumen wird hier natürlich dorsal und anterior im Vestibulum abgestoppt (am besten mit Lichtkunststoff, siehe Materialliste im „Anhang" S. 237 ff.).

Bei der Unterkieferabformung ist es wichtig, den Patienten anzuweisen, seinen Mund wegen der Unterkieferverwindung so weit als möglich zu schließen!

!

Praxistipp:

Als Hygrophor eignet sich hervorragend ein luftdicht verschließbarer Behälter mit nasser Zellstoffeinlage, z.B. von Tupperware. Da die Alginatabformungen nach etwa 15 Minuten ausgegossen werden müssen, ist es ratsam, dies in der Praxis zu tun. Eigene Experimente mit so genannten Alginatersatzmaterialien, den Silikonen, erwiesen sich als sehr ernüchternd. Wer dies ebenfalls ausprobieren möchte, dem sei angeraten, parallel beim selben Patienten im selben Kiefer eine Alginat- und eine Silikonabformung zu machen. Bei einem genauen Vergleich der Gipsmodelle fällt auch ohne Lupenbrille oder Mikroskop der immense Qualitätsunterschied in Bezug auf Zeichnungsschärfe etc. auf.

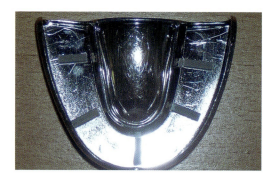

Abb. 38
Tacky-Stops platziert

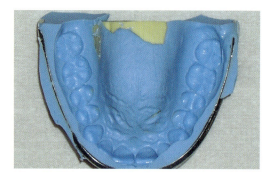

Abb. 39
Zurückgeschnittene Alginat-
abformung

Labor

- Vor dem Ausgießen wird die Alginsäure entweder mit Trimmerwasser oder durch Einstreuen von Gipspulver in die Okklusalflächen zirka zwei Minuten gebunden (ergibt eine bessere Gipsoberfläche).

- Gipspulver oder Trimmerwasser unter fließendem Wasser ausspülen.

- Abformungen leicht trocknen und mit Delar Surfactant Oberflächenentspanner (siehe Materialliste im „Anhang" S. 237 ff.) besprühen.

- Überschuss vorsichtig abblasen.

- Gips nach Herstellervorschrift mit destilliertem Wasser und unter Vakuum mischen, dabei Mischungsverhältnisse peinlichst genau einhalten!

- Gutowski (2003) empfiehlt Gips blasenfrei einzuvibrieren, eventuell aufsteigende Luftblasen mit Da-Vinci-Pinsel Nr. 3 (siehe Materialliste im „Anhang" S. 237 ff.) zu entfernen und genoppte Verpackungsfolie auf die Abformungen aufzulegen.

- Gips nach Herstellervorschrift aushärten lassen.

- Entformen

- Mit X-acto-Messer (siehe Materialliste im „Anhang" S. 237 ff.) Gipsperlen unter Lupenbrille entfernen.

- Im Oberkiefer muss ein Kontrollsockelsystem angebracht werden. Da es auf dem Dentalmarkt verschiedene Systeme zu beziehen gibt, wird nicht weiter darauf eingegangen. Gegebenenfalls muss das Ausgießen der Abformung auf das Sockelsystem abgestimmt und leicht modifiziert werden.

Endresultat: dimensionsgetreue Modelle

Dimensionsgetreue Modelle

Herstellervorschriften beachten

Scharnierachsenlokalisation

Die Lokalisation der kinematischen (individuellen) Scharnierachse mit mechanischen Systemen ist aufwändig und nicht unumstritten (Winzen und Christiansen 1996). Aufgrund der Existenz elektronischer Messsysteme scheint die Anschaffung eines mechanischen Systems überdenkenswert (Abb. 40).

Elektronische Systeme

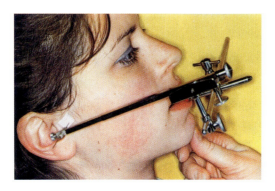

Abb. 40
Scharnierachsenlokalisation

Arbiträrer Gesichtsbogen

Reusch et al. (1999) geben zu bedenken, dass sich nur bei räumlicher Übereinstimmung des Oberkiefers zur Patientenscharnierachse sowie des Oberkiefermodells zur Artikulatorachse beim Zahnreihenschluss im Artikulator die gleichen Kontaktbeziehungen wie beim Patienten ergeben würden (Abb. 41).

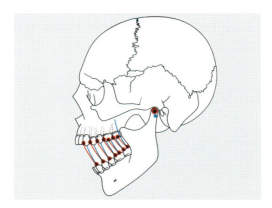

Abb. 41
Falsche Zahnkontakte bei differenten Achsen

Jakstat und Ahlers (2003) gingen der Frage nach, ob das Anlegen eines arbiträren Gesichtsbogens die Reproduktionsgenauigkeit der Montage des Oberkiefermodells erhöhen würde.

Fazit für die Praxis:

Keine Oberkiefermodellmontage ohne Gesichtsbogen!

!

Kieferrelationsbestimmung

Nachdem das Oberkiefermodell anhand des Gesichtsbogens dreidimensional schädelgerecht in den Artikulator eingegipst werden kann, fehlt jetzt nur noch die Zuordnung des Unterkiefers. Eine Möglichkeit wäre jetzt, das UK-Modell in habitueller Interkuspidation dem Oberkiefer zuzuordnen. Dies ergäbe aber keine Information über die Position der Kiefergelenke und über das neuromuskuläre System. Interessant wäre es doch, welche Position der Unterkiefer in Bezug zum Oberkiefer einnähme, wenn er nicht in die Kontaktbeziehung der Zähne gezwungen würde. Eine weit verbreitete Lehrmeinung ist, dass Kiefergelenke, wenn sie noch nicht zu stark vorgeschädigt sind, die Fähigkeit zur Selbstzentrierung haben. Das heißt, ermöglicht man den Gelenken, sich nicht den Zahnstrukturen unterwerfen zu müssen, sondern ihre „Wohlfühlposition" (Leder 2001) einzunehmen, kann eine gelenkdominante Position mithilfe eines so genannten „Zentrikregistrates" sozusagen eingefroren werden. Okeson (2005a) versucht, die Unterkieferkondylen anhand spezieller Handgriffe in eine orthopädisch stabile Position zu bringen. Bekannt sind außerdem die Versuche, mittels intraoralem Stützstiftregistrat physiologische Kieferrelationen zu ermitteln.

Eine andere Lehrmeinung richtet den Fokus auf die neuromuskuläre Positionierung des Unterkiefers. Diese „myozentrische Position" wird durch relaxierte Muskeln determiniert und eröffnet auch dem Autor völlig neue diagnostische und vor allem therapeutische Möglichkeiten (Losert-Bruggner 2001). Jasinevicius et al. (2000) konnten zeigen, dass unter der Definition „Zentrik" oder „zentrische Kondylenposition" allerdings oft völlig unterschiedliche Kiefergelenkspositionen verstanden werden.

Zuordnung des Unterkiefers

Selbstzentrierung (Autoreposition der Kiefergelenke)

!

Häufige Praxisprobleme mit dem Zentrikregistrat

In vielen praktischen Kursen, in denen der Autor als Referent tätig war,
traten in Bezug zum Zentrikregistrat immer wieder die gleichen Fragen
auf. Die Beantwortung basierte auf der Summe eigener Erfahrung
(meist Versuch und Irrtum), intensivster Literaturrecherche, zahlreichen
Fortbildungen bei arrivierten Kollegen und Hospitationen. Folgende
Zusammenstellung bildet die Quintessenz aus diesen Informationen.

Frage: Wie bekomme ich den Patienten dazu, sich vor der Zentrik-
bissnahme zu entspannen und zu „deprogrammieren"?

Depro-
grammierung/
Methode 1

Antwort: Zirka eine Stunde vor dem Registrat bekommt der Patient
einen Aqualizer oder ein Gelkissen (siehe Materialliste im „Anhang"
S. 237 ff.) eingesetzt, seine Zähne dürfen sich jetzt bis zur Registrierung nicht mehr berühren (Abb. 42).

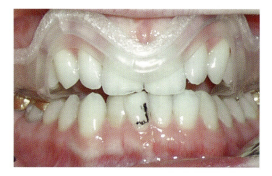

Abb. 42
Aqualizer in situ

!

Frage: Kann man auch Watterollen benützen?
Antwort: Stellen Sie sich doch einmal vor, mit Watterollen im Mund eine Stunde in Ihrem Wartezimmer zu sitzen.

Frage: Funktioniert das auch, wenn das Gebiss Lücken hat?
Antwort: Ja, diese Lücken können mit im Wasserbad erwärmter Guttapercha (siehe Materialliste im „Anhang" S. 237 ff.) überbrückt werden.

Frage: Welches Material sollte für die Registrierung verwendet werden?
Antwort: Das Material der Wahl ist eindeutig lichthärtendes Plattenmaterial (siehe Materialliste im „Anhang" S. 237 ff.) und GC Bite Compound (siehe Materialliste im „Anhang" S. 237 ff.). Diese Materialien sind am genauesten.

Materialauswahl

Frage: Wie ist der Arbeitablauf?
Antwort: Auf schon vorbereiteten Modellen wird das Plattenmaterial dem Oberkiefer angepasst. Der Registratkörper wird mit Griff versehen; bukkal überragt der Kunststoff die Höckerspitzen leicht, um im Mund besser an den Oberkiefer adaptieren zu können (Abb. 43). Dann wird die Platte ausgehärtet und soweit als möglich ausgedünnt. Im 3er und 6er Bereich oder ringsherum wird Bite Compound angeschwemmt und gekühlt (OK und UK) (Abb. 44).

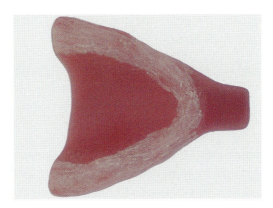

Abb. 43
Plattenregistrat mit Griff

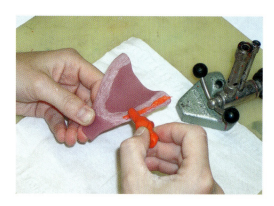

Abb. 44
Anschwemmen von Bite
Compound

Frage: Es wäre doch viel einfacher ein hartes Silikon zwischen die Zahnreihen zu spritzen. Was spricht dagegen?
Antwort: Erstens könnte es der Patient durchbeißen, es könnten antagonistische Zahnkontakte entstehen und die Deprogrammierung wäre hinfällig. Zweitens federt Silikon auf dem Gipsmodell.

Frage: Brauche ich nur ein Registrat?
Antwort: Nein, es bedarf mindestens zweier Registrate, um die Reproduzierbarkeit vergleichen zu können.

Frage: Wie kann ich vergleichen, ob der Patient zweimal oder öfter die gleiche oder ähnliche Position einnehmen kann?
Antwort: Im Labor mit dem Split-Cast-Test ist der Vergleich einfach zu bewerkstelligen.

Split-Cast-Test im Labor

Frage: Was mache ich, wenn die Registrate nicht identisch sind?
Antwort: Wenn Sie als Behandler der Meinung sind, die Okklusion spielt bei diesem Patienten eine Rolle, werden Sie nicht umhin kommen, die Zentrikfähigkeit zu erreichen.

Frage: Das ist mir zu abstrakt. Was bedeutet das konkret?
Antwort: Konkret bedeutet das, dass Sie den Patienten vorbehandeln müssen, sonst können Sie keine Aussage über die Position der Kiefergelenke machen und natürlich auch keine Aussage über die Differenz zwischen habitueller Interkuspidation (HIKP) und Zentrik. Das zentrale Thema ist doch, wie sich der Unterkiefer verhält, wenn beim Kieferschluss die HIKP eingenommen werden muss.

Differenz HIKP und Zentrik

Weicht dann der Unterkiefer via Okklusion nach anterior, posterior oder lateral aus? Und wenn er ausweicht, ist das an Schlifffacetten zu verifizieren? Und wenn das zu verifizieren ist, passt meine klinische Symptomatik dazu?

Frage: Was versteht man unter Vorbehandlung?
Antwort: Aktive Entspannungsübungen, Physiotherapie/Osteopathie und Relaxationsschiene/NTI-tss.

Frage: Wie läuft die zentrische Bissnahme am Patienten ab?
Antwort: Patient wird mit Aqualizer zwischen den Zähnen ins Behandlungszimmer gebracht und auf einen normalen Stuhl (kein Behandlungsstuhl!) gesetzt; Beine parallel; Füße flach auf den Boden; Oberkörper aufrecht – so, wie man „zu Tisch" sitzt (Abb. 45). Um physiologische Sitzpositionen und reproduzierbare Registrierungen zu erreichen, existiert mittlerweile sogar ein systemunabhängiger orthopädischer Spezialstuhl (Ortha S®, Abb. 46) (Roggendorf 2008).

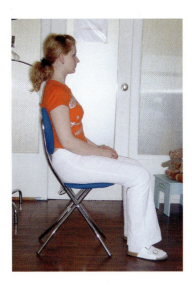

Abb. 45
Korrekte Sitzhaltung für zentrische Bissnahme

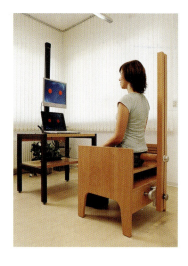

Abb. 46
Spezialstuhl Ortha S®

Ballistische
Schließbe-
wegung Der Patient wird angewiesen, bei der Registrierung mit dem Oberkörper so zu bleiben, also nicht dem Behandler „entgegenzukom-
men". Das Registrat wird zehn Sekunden lang in 57 Grad warmes
Wasser/Wasserbad (siehe Materialliste im „Anhang" S. 237 ff.) gehalten (deshalb der Griff). Nach Entfernung des Aqualizers nehmen Sie
das Registrat mit der linken Hand (zwischen Daumen und Zeige- oder
Mittelfinger), legen den linken Handrücken flächig im Handwurzel-
bereich auf dem Os frontale (Fiedler 2004) auf, adaptieren an den
Oberkiefer und lassen den Patienten langsam bis ungefähr 8 mm vor
Kontakt schließen (Abb. 47).

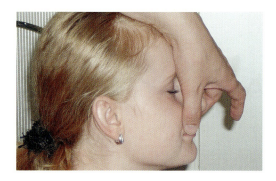

Abb. 47
Grifftechnik wie oben
beschrieben

Dann lassen Sie den Patienten mit maximaler Geschwindigkeit schließen. Schindler (2002) nennt dies ballistische Schließbewegung. Der

Patient verharrt in dieser Stellung bis das Bite Compound hart geworden ist. Den Patienten jetzt fragen, ob er das Gefühl hat, rechts und links gleichmäßig Kontakt zu haben. Wenn er verneint, wiederholen Sie die ganze Prozedur noch einmal, bis der Patient gleichmäßige Kontakte angibt. Auf die gleiche Art und Weise nehmen Sie ein zweites Registrat, schneiden die Impressionen zurück, bis nur noch flache Höckerspitzen- und Schneidekanteneindrücke zurückbleiben, und überprüfen sofort den passgenauen Sitz auf den Modellen (Abb. 48).

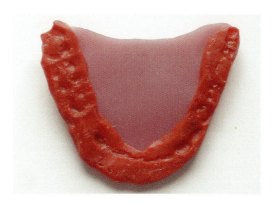

Abb. 48
Registrat mit flachen
Impressionen

Das Registrat darf auf keinen Fall schaukeln! Es ist von Vorteil, wenn Eiswasser bereitsteht, um das Bite Compound schnell abzukühlen. Es versteht sich von selbst, dass während den ganzen Manipulationen Ober- und Unterkieferzähne nicht ein einziges Mal in Kontakt kommen dürfen. Jetzt werden beide Registrate wieder in den Mund gebracht und sichergestellt, dass der Unterkiefer ohne Abgleitbewegung alleine und mit Führung immer wieder auf Anhieb in die Impressionen findet. Ist dies nicht der Fall, kann sofort abgebrochen werden, die Registrate sind nicht brauchbar und die oben erwähnten Vorbehandlungen müssen stattfinden. Ist die Zentrik aber reproduzierbar, können die Registrate entfernt werden und der Patient wird angewiesen, den Mund zu schließen bis sich zwei antagonistische Zähne berühren. Hier hält er inne, merkt sich die Zähne und auf unsere Anweisung wird jetzt die HIKP eingenommen. Die Abgleitbewegung, die jetzt eventuell folgt, wird in der Patientenakte vermerkt. Ebenso wird aufgeschrieben, welche Zähne sich zuerst berührt haben. Jetzt können die Modelle montiert werden.

Zentrik reproduzierbar?

Mit einem der Registrate wird der Unterkiefer einartikuliert. Mit Split-Cast wird überprüft, ob das zweite Registrat ähnlich ist. Die zentrische

Kein exakt bestimmbarer Punkt

Kieferrelation ist kein exakt bestimmbarer Punkt, sondern ein Bereich mit einem Durchmesser von zirka 2 mm (Piehslinger et al. 1993). Somit ist eine absolute Identität unterschiedlicher Registrate nicht möglich! Die in diesem Buch vorgestellten „zentrischen Bissnahmen" sind als neuromuskuläre, ausbalancierte Momentaufnahmen zu interpretieren. Eine behandlungsdeterminierte, von Gnathologen in der Vergangenheit geforderte, retrale Extremposition gilt als obsolet (Bumann 2000).

> !
>
> Kritik an der neuromuskulären Kondylenposition: Patient nimmt eventuell unbewusst eine protrusive Kondylenposition ein (Ahlers et al. 2000b).

Außerdem müssen ohne Registrat die gleichen Modellzähne Frühkontakte bilden wie in situ. Auch die Gleichheit der Abgleitbewegung muss überprüft werden. Ist die Patienten- und Modellsituation different, so kann keine Aussage über Zentrik, statische Okklusion, Abgleitbewegung von Zentrik in HIKP gemacht werden (Abb. 49a–b).

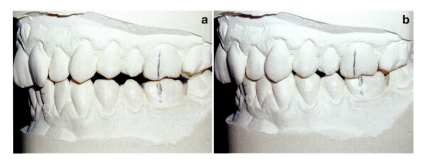

Abb. 49a–b
a) Kontaktsituation in Zentrik
b) Kontaktsituation in HIKP

Frage: Warum diese Grifftechnik am Os frontale?
Antwort: Patient kann besser entspannen und der Fokus wird vom Unterkiefer weggenommen.

Frage: Warum diese „ballistische" Schließbewegung?

Antwort: Erstens aufgrund einer überzeugenden Studie des Kollegen Schindler. Zweitens wegen der Einfachheit und des schnellen Erlernens. Drittens wird dem Patienten keine Zeit gelassen, darüber Nachzudenken, wohin er denn jetzt den Unterkiefer zu bringen habe.

Frage: Warum wird der Unterkiefer bei der Registrierung nicht geführt?

Antwort: Den Unterkiefer wie früher in eine retrale Position zu bringen, also Gefahr zu laufen, die bilaminäre Zone zu komprimieren, ist obsolet. Außerdem würden Sie bei jeder Führung die Propriozeption stören und hätten wieder eine vom Behandler festgelegte Position. Und last but not least haben eigene Versuche mit mehreren Kollegen ergeben, dass es extrem schwierig ist, die Kondylen in die im Moment favorisierte Position zu bringen.

Führung des UK in retrale Position obsolet

Frage: Welches ist die im Moment „favorisierte" Position?

Antwort: Als zentrische Kondylenposition wird die Unterkieferposition bezeichnet, bei der sich die nichtseitenverschobenen Kondylen bei physiologischer Kondylus-Diskus-Relation und physiologischer Belastung der beteiligten Gewebe kranio-ventral relativ zur Fossa mandibularis befinden (Strub et al. 1999).

Zentrische Kondylenposition

Okklusionsanalyse

Eine, wenn auch sehr oberflächliche Analyse der Okklusion wurde im vorangegangen Kapitel vorgestellt. Eine erschöpfende Darstellung ist im Rahmen dieses Buches nicht zu bewerkstelligen. Daher sei auf spezielle Literatur verwiesen.

Artikulatorprogrammierung

Hugger (2000) hat in seiner Habilitationsschrift sehr eindruckvoll die Sinnhaftigkeit der individuellen Artikulatorprogrammierung herausgearbeitet. Aufgrund der Variabilität der Kiefergelenke, des neuromuskulären Systems usw. ist eine Diagnostik oder gar Therapie im Mittelwertartikulator nicht State of the Art. Ahlers (1998) sieht die Versorgung mit klassischen Inlays und/oder Teilkronen bei erhaltener eckzahngeschützter Okklusion, bei der eine Einstellung nach Mittel-

Mittelwertartikulator nicht State of the Art

werten vorgenommen wird, als Ausnahme. Dies wirft nun die Frage auf, wie eine individuelle Artikulatorprogrammierung in den Praxisalltag integriert werden kann. Eine Möglichkeit, die sagittale Kondylenbahnneigung und den Bennett-Winkel patientenbezogen einzustellen, besteht in der Anfertigung von Registraten, die in einer exzentrischen Position angefertigt werden. Diese so genannten Checkbisse sind zum Teil allerdings schlecht reproduzierbar (Bumann 2000) und erlauben keine Aussage über den Verlauf der Kondylenbahn zwischen verschiedenen Positionen (Abb. 50a–b). Fuhr und Reiber (1993) sehen außerdem die Gefahr des Abkippens des Unterkiefers bei der Registrierung.

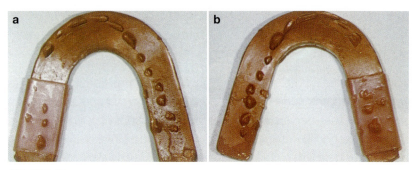

Abb. 50a–b
Checkbisse

!

Fazit für die Praxis:

Der Aufzeichnung von Unterkieferbewegungen ist der Vorzug zu geben.

Die Aufzeichnung von Unterkieferbewegungen ist nach Meinung des Autors eindeutig die Domäne der elektronischen Axiographie. Im Gegensatz zu ihrem mechanischen Pendant ist sie sehr leicht in die Praxis zu integrieren. Aufgrund der mehrjährigen Erfahrung des Autors mit dem extraoralen ultraschallbasierten Registriersystem Arcusdigma (Abb. 51a) und dem JMA-System von zebris (Abb. 51d) kann in diesem Rahmen nur von der Praktikabilität dieser Systeme gesprochen werden. Der Vollständigkeit halber muss erwähnt werden, dass andere, ähnliche auf dem Markt befindliche Geräte (Abb. 51b und c) ebenfalls empfohlen werden können. Die Genauigkeit und Reproduzierbarkeit

Elektronische
Axiographie

des Arcusdigma wurde schon in mehreren Untersuchungen sowohl an gesunden Probanden als auch an CMD-Patienten (Niedermeier et al. 2003 und Demling und Stiesch-Scholz 2004) für gut befunden.

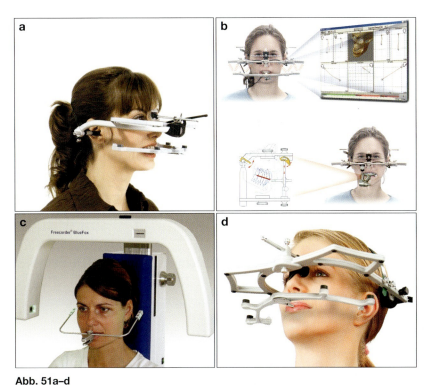

Abb. 51a–d
Registriersystem am Patienten
a) Arcusdigma, KaVo
b) Axioquick Recorder®, SAM®
c) Freecorder® Blue Fox, Dentron
d) JMA, zebris

Diagnostik mithilfe von Axiogrammen (Abb. 52)

Generationen von Zahnärzten haben schon versucht, die Bewegungspuren der Unterkieferbewegungen aufzuzeichnen, um daraus diagnostische und therapeutische Schlüsse zu ziehen. Freesmeyer betrachtete 1993 die Bewegungsaufzeichnung als ein wichtiges differenzialdiagnostisches Hilfsmittel, um funktionelle Erkrankungen der Kiefergelenke verifizieren und entsprechende Behandlungsmaßnah-

Elektronische
Aufzeichnung
einfach, schnell
und schonend

men einleiten zu können. Mittlerweile sind die elektronischen Messsysteme von der Industrie so optimiert worden, dass der Patient durch die Aufzeichnung kaum belastet wird, die Daten enorm schnell zur Verfügung stehen und im Prinzip die Kiefergelenke oder andere ausgewählte Punkte dreidimensional in Echtzeit am Bildschirm beobachtet und interpretiert werden können. Und auf diese Optionen hat heute jeder Zahnarzt Zugriff. Die Urväter der Gnathologie konnten von solchen Möglichkeiten nicht einmal träumen! Die klinische Relevanz der dreidimensionalen Aufzeichnung von Kiefergelenksbewegungen ist heftig umstritten. Greene (2006) und Schierz und Reissmann (2008) sehen keinen diagnostischen Wert des sogenannten „Jaw Tracking". Außerdem sei die wissenschaftliche Evidenz fragwürdig. Die Deutsche Gesellschaft für Funktionsdiagnostik und -therapie in der DGZMK (DGFDT) vertritt, wie auf Seite 117 beschrieben, eine andere Meinung (siehe auch die offiziellen Stellungnahmen auf der Homepage der DGFDT, www.dgfdt.de).

Vielleicht ist die elektronische Kaumusteranalyse die neue Domäne der Registrierungen von UK-Bewegungen. Nach Pröschl (2008) ist damit eine effiziente und störungsfreie Kaufunktion von einer gestörten Funktion zu unterscheiden.

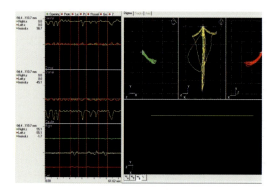

Abb. 52
Aufzeichnung von Bewegungsspuren

Bildgebende Verfahren

Diagnostik muss therapierelevant sein. Bei der Anwendung bildgebender Verfahren ist diese Prämisse jedes Mal erneut zu überdenken. Strahlenbelastung und zum Teil hohe Kosten sollten den Eifer, Anatomie am Lebenden zu betreiben, bremsen. Es ist zum Beispiel sinnlos, eine eindeutige Diagnose, die klinisch gestellt wurde, durch ein wie auch immer geartetes bildgebendes Untersuchungsverfahren zu verifizieren. Deshalb hier der Versuch eines Wegweisers durch den „Röntgendschungel".

Diagnostik muss therapierelevant sein

Panoramaschichtaufnahme (PSA)/Orthopantogramm (OPG oder OPT)

Zeigt nur deutliche morphologische Abweichung der Kondylen. Aber nicht allen Formveränderungen, Deformationen und Asymmetrien der Gelenkköpfe sollten sogleich pathologische Bedeutung zugesprochen werden (Kordaß und Hugger 2000). Die für die „reibungslose" Funktion wichtige Knorpelstruktur kann nicht dargestellt werden. Ebenso wenig kann der Discus articularis dargestellt werden. Wichtig ist die Panoramaschichtaufnahme für die Differenzialdiagnostik bei schmerzhafter CMD! Und um primäre Gelenkerkrankungen ausschließen zu können, ist das OPG Pflicht.

Ausschluss primärer Gelenkerkrankungen

!

> *Merke:*
>
> PSA/OPG/OPT
>
> - ist bei schmerzhafter CMD obligatorisch aus differenzialdiagnostischen Gründen durchzuführen.
> - belastet Patienten mit vergleichsweise geringer Strahlendosis.
> - Es besteht kein Zusammenhang zwischen degenerativen Veränderungen auf dem Röntgenbild und schmerzhafter CMD.
> - Rechts-Linksvergleich und Beurteilung der Kondylus-Fossa-Beziehung ist mit äußerster Zurückhaltung zu interpretieren (Türp et al. 2006).

Magnetresonanztomogramm (MRT)

Das MRT liefert eine aussagekräftige Darstellung der knöchernen Strukturen und erlaubt die Wiedergabe von Weichteilen, wie Knorpeln, Bändern und Muskeln in vorher nie erreichter Bildqualität (Pasler 1995). Die Kondylus-Diskus-Fossa-Relation kann dargestellt und entzündliche Prozesse können nachgewiesen werden. Bei Tumorverdacht ist das MRT obligat, es gibt keine Strahlenbelastung. Die Magnetresonanztomographie ist die sensitivste bildgebende Untersuchungsmethode des Kiefergelenkes, mit dem Nachteil hoher Kosten und großem Untersuchungsaufwand (von Schilcher 2004).

Obligat bei Tumorverdacht

Computertomographie (CT)

Einsatzbereich bei Frakturen, Tumoren, Ankylosen, Hyperplasien etc. (von Schilcher 2004). Da nur knöcherne Strukturen gut dargestellt werden können und wegen der hohen Strahlenbelastung, hat das CT bei CMD-Patienten nahezu keine Berechtigung.

Panoramaschichtaufnahme mit Kiefergelenkprogramm

Bumann (2000) sieht für diese Technik keine zwingende Indikation.

Konventionelle Tomographie

Durch die hohe Strahlenbelastung und die unspezifische therapeutische Konsequenz ist die Indikation sehr eingeschränkt (Bumann 2000).

Digitale Volumentomographie (DVT)

Hauptvorteile dieses neuen und in der Zahnarztpraxis einsetzbaren Verfahrens sieht von Schilcher (2004) in

- der Strahlenreduktion gegenüber konventionellem CT

- den niedrigeren Investitionskosten im Vergleich zu einem CT

- der digitalen Verfügbarkeit

- der dreidimensionalen Verfügbarkeit.

Eine Beurteilung, ob die DVT sich zur Kiefergelenkdiagnostik eignet, kann zum jetzigen Zeitpunkt nicht ausgeprochen werden.

Aufnahme nach Schüller/Parma

Ungeeignet (Hugger et al. 2007)

Fernröntgenseitenbild (FRS)

Für die „normale" Zahnarztpraxis zur Kiefergelenkdiagnostik ohne Bedeutung

Clementschitsch-Aufnahme (okzipitofrontale Schädelaufnahme)

Nur bei Frakturverdacht, wird aber von der Computertomographie abgelöst.

Arthrographie

Dabei wird ein radioopakes Kontrastmittel in das Kiefergelenk injiziert. In Verbindung mit einer transkranialen Röntgenaufnahme kann vor allem die knöcherne laterale Gelenkstruktur und indirekt der Diskus beurteilt werden (Hugger et al. 2007). — Gelenkstruktur, Diskus

Arthroskopie

Damit wird ein direkter und dreidimensionaler Einblick via Endoskop in den oberen und unteren Kiefergelenkspalt möglich. Zusätzlich zur Diagnostik können kleinere Eingriffe (Spülung, Gewebeprobenentnahme, etc.) vorgenommen werden. — Direkter Einblick in Kiefergelenkspalt

Sonographie

Rudisch et al. (2005) bewerten die hochauflösende Sonographie als ein wertvolles Hilfsmittel zur Darstellung von Weichteilen und knöchernen Strukturen im ventralen Anteil des Kiefergelenks. — Ventraler Anteil des Kiefergelenks

Knochenszintigraphie

Die Szintigraphie ist eine nuklearmedizinische Untersuchung, bei der radioaktive Substanzen zu diagnostischen Zwecken injiziert werden. Mit einer Spezialkamera kann die abgegebene Strahlung sichtbar gemacht werden. Beginnende knöcherne sowie entzündliche und tumoröse Läsionen werden erfasst. Die Domäne dieser Untersuchungstechnik ist sicher die Diagnostik der kondylären Hyperplasie des Kiefergelenkes (Bader 2006, Troulis 2006).

Diagnostik
kondylärer
Hyperplasie

Indikationen für die Anwendung bildgebender Verfahren im Kiefergelenkbereich

Anwendungsgebiete	
Verdacht/Hinweis auf Arthropathie, speziell Diskopathie	Sofern keine Symptome oder keine anderen klinischen Zeichen außer Gelenkknacken bestehen, ist keine bildgebende Untersuchung erforderlich. Sofern Schmerzen oder Dysfunktionen bestehen, Symptome sich refraktär zu konservativen Therapiemaßnahmen verhalten und eine gelenkspezifische Diagnose erforderlich erscheint, sind Kernspintomogramme sinnvoll.
Verdacht/Hinweis auf Myopathie	Bei der Verdachtsdiagnose „Myopathie" ist zunächst keine bildgebende Untersuchung erforderlich. Bei persistierenden Schmerzen, die auf konservative Therapiemaßnahmen refraktär reagieren, sollte zunächst eine bildgebende Darstellung der Hartgewebe zum Ausschluss knochenbezogener Ursachen der Symptome erfolgen. Zur Erzielung einer definitiven Diagnose sind zusätzlich Kernspintomogramme sinnvoll.
Abgrenzung, Ausschluss bzw. Spezifizierung	Von Entwicklungsstörungen gegenüber Neoplasien (z. B. beim klinischen Befund der fazialen, insbesondere progressiven Asymmetrie): Darstellung beider Gelenke röntgenologisch-tomographisch in zwei bis drei Ebenen, eventuell sind zusätzlich Kernspintomogramme erforderlich.

Tab. 5
Indikation für die Anwendung bildgebender Verfahren im Kiefergelenkbereich (nach Brooks et al. 1997)

Anwendungsgebiete	
	Von entzündlichen Erkrankungen und Trauma- folgen (z. B. beim klinischen Befund der Schwel- lungen im Gelenkbereich): Empfehlenswert ist zu- nächst eine bildgebende Darstellung der Hart- gewebe (Panoramaschichtaufnahme); zusätzlich können Röntgentomogramme bzw. Kernspin- tomogramme erforderlich sein.
	Einer **Kondylusluxation**: Panoramaschichtauf- nahmen, eventuell zusätzlich Röntgentomo- gramme.
	Einer **Kondylusfraktur**: Zunächst sind Röntgen- aufnahmen in zwei Ebenen ausreichend, in un- klaren Fällen zusätzlich röntgentomographische Darstellung.
	Einer **Ankylose**: Darstellung der Hartgewebe mit- hilfe von Röntgentomogrammen.
	Im Rahmen von **Dysgnathieoperationen**: Röntgentomogramme bzw. Kernspintomo- gramme.

Anmerkung: Panoramaschichtaufnahmen werden in der zahnärztlichen Pra- xis oft routinemäßig erstellt, erlauben eine gute Übersicht über die Situation maxillärer und mandibulärer Strukturen und erfassen in der Regel auch den Kiefergelenkbereich. Strukturen des Kiefergelenkes lassen sich jedoch nur eingeschränkt beurteilen, so dass Panoramaschichtaufnahmen kein geziel- tes Mittel für die Kiefergelenkdiagnostik sind und allenfalls den Ausschluss grober pathologischer Veränderungen ermöglichen.

Tab. 5 *(Fortsetzung)*

Praxistipp:

Für die Überweisung zum Radiologen hat sich der Konsiliarbogen „Bildgebende Diagnostik" von dentaConcept® bewährt (Adresse siehe Materialliste im „Anhang" S. 237).

!

Differenzialdiagnosen

Beim CMD-Patienten mit Schmerzen im Kopfbereich ist die Diagnosestellung nicht immer ganz einfach. Folgende Krankheitsbilder müssen differenzialdiagnostisch in Betracht gezogen und eventuell eine Überweisung zum jeweiligen Facharzt überdacht werden.

Folgende Krankheitsbilder einbeziehen

Anhaltender idiopathischer Gesichtsschmerz	Typische Ausschlussdiagnose! (früher: atypischer Gesichtsschmerz) • anhaltender, täglich vorhandener Gesichtsschmerz • nicht auf andere Erkrankung zurückzuführen • leichter bis mäßiger Schmerz • anfangs Schmerz einseitig und lokalisiert • keine eindeutige Zuordnung zum Innervationsgebiet des Trigeminus oder der zervikalen Nerven • Dysästhesien oder Parästhesien können auftreten. • keine objektivierbaren Befunde (Sommer 2004)
Arteriitis temporalis	• bis ins Auge ausstrahlender Schläfenkopfschmerz • druckempfindliche Arteria temporalis • Evtl. Kauschmerz! (Hugger et al. 2006)
Chronische paroxysmale Hemikranie	Die chronische paroxysmale Hemikranie ähnelt dem Clusterkopfschmerz (TACS). • Es treten ebenfalls Attacken auf, die aber kürzer sind. • Vorwiegend sind Frauen betroffen. • Ansprechen auf Indometacin
Clusterkopfschmerz	Der Clusterkopfschmerz gehört in die Gruppe der trigemino-autonomen Kopfschmerzen (TACS). • schwerer, unerträglicher, unilateraler Schmerz im Bereich der Orbita, der Stirn oder der Schläfe • Dauer zwischen 15 und 180 Minuten • Mögliche Begleitsymptome sind ipsilaterales Augentränen, Nasenlaufen, geschwollenes Augenlid, Schwitzen in Gesicht oder Stirn, Herabhängen des Augenlides, Pupillenverengung. • Zumeist sind Männer betroffen.

CRPS (komplexes regionales Schmerzsyndrom)	• Typ I: ohne begleitende Nervenverletzung • Typ II: mit begleitender Nervenverletzung • Spontan eintretender Schmerz (ziehend, brennend, einschießend) • Allodynie • Bewegungseinschränkung des Kiefergelenkes • Ödeme, gestörte Sudomotorik, veränderte Haut • Zentral bedingte Sympatikusstörungen (Kern 2005, Merill 2006)
Dolor post extractionem	siehe entsprechende Fachliteratur
Erkrankungen der Speicheldrüsen	• Schmerzen in zeitlichem Zusammenhang mit Nahrungsaufnahme • Schwellungen
Gelenkchondromatose	• eher selten vorkommend • rezidivierende Kiefergelenkbeschwerden • freie Knorpelpartikel im Gelenk • Okklusionsstörungen (Reichert und Kunkel 2003)
Glossopharyngeus-Neuralgie	• stets einseitige Schmerzen, anfallsartig • im hinteren Teil der Zunge, der Tonsillennische, dem Pharynx, neben dem Kieferwinkel oder Ohr • scharfer und stechender Schmerz • Dauert wenige Sekunden bis zu zwei Minuten. • Kann durch Triggerzonen ausgelöst werden. (Gerbershagen 1995)
Hemicrania continua	Die Hemicrania continua gehört auch zu den TACS. • eher kontinuierlicher einseitiger Kopfschmerz, auf den sich Schmerzattacken aufpfropfen • Sonst können ähnliche Begleiterscheinungen wie beim Cluster auftreten. • Vorwiegend sind Frauen betroffen.
Idiopathisches Mund- und Zungenbrennen	• Gaumenbrennen • Zungenbrennen • Lippen- und Wangenbrennen • keine Veränderung der Schleimhaut • meistens Frauen, im Durchschnitt etwa 60 Jahre alt (Paulus et al. 2003)
Infektionen	• Osteomyelitis • Myositis • Synovitis

Karotidodynie (Karotis-schmerz)	• tief sitzender, einseitiger, seitlicher Halsschmerz • im Bereich der Karotisgabel • „Ausstrahlung" ins Gesicht (Becker 1990)
Kieferzysten	• eventuell Parästhesien • deutliche Schmerzen nur bei akuter, sekundärer Infektion • sonst eher unklare Beschwerden (Ziegler 1995)
Kopfschmerz vom Spannungstyp	• drückender bis ziehender, nicht pulsierender Schmerz • beidseitig • körperliche Aktivität behindert, aber nicht unmöglich • keine Verstärkung durch körperliche Aktivitäten • keine Übelkeit, kein Erbrechen
Kopfschmerz zurückzuführen auf ein Kopf- und/oder HWS-Trauma	(IHS-Klassifikation 2004)
Kopfschmerzen bei Übergebrauch von Medikamenten	• mindestens dreimonatiger Übergebrauch • mindestens 10 bis 15 Tage pro Monat Einnahme bestimmter Analgetika
Kopfschmerzerkrankungen, zurückzuführen auf Gefäßstörungen im Bereich des Kopfes oder des Halses	(IHS-Klassifikation 2004)
Migräne	• Es können viele verschiedene Migräneformen vorkommen. • Dauer der Attacken vier bis 72 Stunden • mit oder ohne Aura (= neurologische Symptome, die üblicherweise vor dem Kopfschmerz auftreten) • pulsierender, pochender Schmerz • bei zwei Dritteln der Patienten einseitig, kann aber Seite wechseln • 50 Prozent der Patienten haben als Begleitsymptom Phonophobie (Busch und May 2002). • 60 Prozent der Patienten haben als Begleitsymptom Photophobie (Busch und May 2002).

Nacken-Zungen-Syndrom	Plötzliche Drehung der HWS führt zu einem scharfen, einseitigen oberen Nacken- und Hinterkopfschmerz, begleitet von einer vorübergehenden ipsilateralen Taubheit der Zunge (Paulus et al. 2003).
Neoplasmen der Kiefergelenke	Diese sind insgesamt sehr selten anzutreffen.
NICO-Läsionen (neuralgia inducing cavitating osteonecrosis)	Diese Schmerzen sind auf osteonekrotische Läsionen im Kieferknochen zurückzuführen (Meyer 2004, Bouquot und Roberts 1992).
Osteopathien	<ul><li>bei Systemerkrankung, z. B. Morbus Paget</li><li>sensible und motorische Ausfallerscheinungen</li><li>neuralgiforme Schmerzen</li><li>eventuell Zahnlockerungen und Fehlstellungen (Ziegler 1995)</li></ul>
Otalgie	<ul><li>heftige, oft klopfende Schmerzen in der Tiefe des Ohres</li><li>bei Mittelohrentzündung</li><li>Druck oder Stechen im Ohr</li><li>Hörminderung bei Tubenkatarrh</li><li>Schmerzen beim Kauen bei Gehörgangsentzündung etc.</li><li>Schwellung und Druckschmerz hinter dem Ohr bei Mastoiditis</li><li>stechende Schmerzen</li><li>Schwerhörigkeit bei Trommelfellperforation</li></ul> (Bierbach 2002)
Parodontopathien	siehe entsprechende Fachliteratur
Prothesendruckstellen	siehe entsprechende Fachliteratur
Sinusitis maxillaris	<ul><li>Schmerz im Mittelgesicht</li><li>verstärkt sich beim Bücken, Heben und Pressen</li><li>Zahnschmerzen im betroffenen Bereich können vorkommen.</li><li>Verschattung in der NNH-Aufnahme</li></ul>
Somatoforme Störungen	siehe „Somatoforme Störungen" S. 58 f.
Stylohyoideussyndrom (Eagle-Syndrom)	<ul><li>Schmerzen tief im Mundboden</li><li>seitlich im Pharynx und Unterkiefer</li><li>meist ausgelöst durch Schlucken, Mundöffnen und Gähnen</li><li>Trauma erinnerlich</li><li>Schwindel, Übelkeit</li><li>Druckempfindlichkeit des Ligamentum stylohyoideum</li><li>Im Röntgenbild zeigt sich eine Verkalkung im Bereich des Processus stylohyoideus.</li></ul>

SUNCT-Syndrom	• unilateraler, orbitaler, supraorbitaler oder temporaler stechender oder pulsierender Schmerz • Dauer zwischen 5 und 45 Sekunden • Attacken können zwischen 200- und 300-mal pro Tag auftreten. • ipsilateraler Tränenfluss (Diener et al. 2004)
Tolosa-Hunt-Syndrom	• Orbitaschmerz und Doppelbilder • Parese des dritten, vierten oder sechsten Hirnnerven • meist Männer betroffen
Trigeminusneuralgie	• einseitige, kurzdauernde (Sekunden bis zu zwei Minuten) Schmerzen in der Verteilung eines oder mehrerer Trigeminusäste • starke Intensität, scharf, oberflächlich, stechend • ausgelöst durch Triggerzone oder Triggerfaktoren • immer gleiches Attackenmuster
Zahnschmerzen	siehe entsprechende Fachliteratur
Zervikogener Kopfschmerz	• Provokation durch Kopfbewegungen • Provokation durch Kopfhaltungen • Provokation durch Druck auf Hinterkopf oder Nacken • eingeschränkte HWS-Beweglichkeit • Schmerzen in Nacken, Schulter oder Arm
Zosterneuralgie	• bevorzugt erster Trigeminusast • monotoner, kontinuierlicher Schmerz, der nahezu immer auftritt • elektrisierende, blitzartige Schmerzen können hinzukommen • ebenso heller Schmerz, der durch leichteste Berührung entsteht Beim Zoster ophtalmicus können Paresen der dritten, vierten und sechsten Hirnnerven vorkommen (Paulus et al. 2003).

Hinweis

Diese Aufzählung erhebt nicht den Anspruch auf Vollständigkeit. Für tiefergehende Informationen kann Hugger et al. (2006) empfohlen werden.

6
Therapie

Behandlungsgrundsatz

Noninvasiv, reversibel, einfach, multimodal, interdisziplinär

Als Grundsatz bei der Behandlung von CMD-Patienten gilt, immer noninvasiv, reversibel, einfach, multimodal und interdisziplinär zu behandeln! Patienten mit Schmerzen brauchen eine andere Therapie als Patienten ohne Schmerzen. Patienten mit chronischen Schmerzen brauchen eine andere Therapie als Patienten mit akuten Schmerzen.

Eine nahezu unüberschaubare Fülle von Behandlungsverfahren werden täglich bei CMD-/Myoarthropathiepatienten angewandt, nicht wenige davon ohne wissenschaftliche Evidenz. Dabei existieren valide klinische Studien, die vor allem dem Allgemeinzahnarzt praktikable Lösungen bieten.

!

Behandlungsziele nach Schindler et al. (2007):

- rasches Erzielen von Schmerzfreiheit (bei akutem Schmerz)

- Erzielen einer (mindestens 50-prozentigen) Schmerzreduktion (bei persistierenden beziehungsweise chronischen Schmerzen)

- Verbesserung einer eingeschränkten Kieferfunktion (vor allem der Kieferöffnung)

- Verbesserung eines durch die CMD-Schmerzproblematik bedingten eingeschränkten Wohlbefindens und einer eingeschränkten Lebensqualität

- Vermeidung iatrogener therapeutischer Schädigungen

- Eingrenzung von Risikofaktoren

Patientenaufklärung

Palla (2003) empfiehlt, jeden Patienten über die Diagnose, vermutete Ätiologie und die gute Prognose aufzuklären. Dies geschieht am besten im Büro des Zahnarztes, um den Patienten als gleichberechtigten Partner anzuerkennen (Abb. 53). Fachausdrücke sind zu vermeiden und das Gespräch sollte aus eigener Erfahrung auf 15 Minuten begrenzt sein. Sehr empfehlenswert, um Kiefergelenke und umgebende knöcherne Strukturen zu erklären, ist die Hinzunahme eines menschlichen Schädels.

Patient als gleichberechtigter Partner

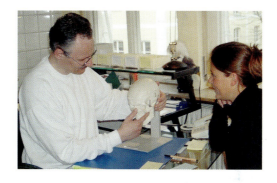

Abb. 53
Besprechungen mit den Patienten finden am besten im Büro statt.

Schon jetzt können die Weichen zur Genesung gestellt werden (siehe „Placeboeffekte" S. 60 f.). Eine positive Darstellung, aber keine Übertreibung sollte in diesem Gespräch obligat sein.

Praktisches Beispiel

Patient kommt mit anteriorer Diskuslage mit Reposition ohne Schmerzen. Der Befund ist ansonsten weitgehend unauffällig. Die Ängste des Patienten beziehen sich auf das „gefährliche Knacken" und er trägt Sorge, dass er eine Arthrose habe und den Kiefer bald überhaupt nicht mehr aufbekomme. Der Patient versucht aber im Alltag wegen des Geräusches, den Kiefer nicht mehr ganz zu öffnen, um ihn nicht „auszurenken".

Anteriore Diskuslage mit Reposition

Dies zeigt bereits den Zwiespalt, in dem sich dieser Patient befindet. Auf der einen Seite hat er Angst, den Kiefer eines Tages nicht mehr aufzubekommen, auf der anderen Seite versucht er ihn nicht mehr ganz zu öffnen. Dieses an sich harmlose Knacken kann eine deutliche psychische Reaktion und somatische Schonbewegung hervorrufen.

Behandlung

Dem Patienten wird erklärt, dass der Zustand nach dem Knacken der „normale" Zustand (Kondylus-Diskus-Relation wieder hergestellt), also bei Kieferöffnung, ist. Und es wird glaubhaft dargestellt, dass kein erhöhtes Risiko für eine ernsthafte Kiefergelenkerkrankung vorliegt. Vor allem ist Kiefergelenkknacken kein Risikofaktor für arthrogene Schmerzen, wie durch eine 2007 veröffentlichte Querschnittsstudie an über 450 Patienten bewiesen werden konnte (Reißmann und John 2007). Dutzende von Patienten konnten so vom Verfasser beruhigt und „geheilt" werden.

Kein erhöhtes Risiko für eine ernste Kiefergelenkerkrankung

Selbstbeobachtung

Viele unserer Patienten haben keine Vorstellung davon, wie lange sie innerhalb von 24 Stunden Zahnkontakt haben und wie lange der Unterkiefer praktisch „frei in der Luft schwebt". Mancher Patient war schon verblüfft, dass in dieser Zeit nur etwa 30 Minuten Kontakt zwischen den Zähnen besteht. Aufgabe für Tagespresser und -knirscher ist, sich im Laufe des Tages zu beobachten und festzustellen, wo sich die Zähne denn befinden.

Tagespresser und -knirscher

Den Unterkiefer hängen zu lassen ist nicht nur das Motto für diese Patientenklientel, sondern auch für alle mit myopathischen Beschwerden. Außerdem ist es enorm wichtig zu erkennen, in welchen spezifischen Alltagssituationen gepresst und geknirscht wird, um eine Sensibilität dafür zu schaffen. Knirschen wird in der Bevölkerung immer mit Geräuschen verbunden. Dass dies auch geräuschlose Mikrobewegungen sein können, wissen die wenigsten.

Die Leitliniengruppe Schmerz und zahnärztliche Anästhesie (LSAN) der Deutschen Gesellschaft für Mund-, Kiefer und Gesichtschirurgie stuft die Selbstbeobachtung zur Bewusstwerdung der Parafunktionen als bewährtes initialtherapeutisches Verfahren ein (weitere Informationen auf der Homepage der Arbeitsgemeinschaft der Wissenschaftlichen Medizinischen Fachgesellschaften e.V., AWMF, Adresse siehe „Anhang" S. 235 f.).

Zur Bewusstwerdung bewährt

Aktive Maßnahmen

In der Schmerztherapie hat sich eindeutig herauskristallisiert, dass Patienten, die aktiv die Behandlung unterstützen, also quasi eine Eigenleistung bringen, größere Erfolgschancen besitzen.

Selbsttherapie

Schindler et al. (2007) stufen in ihrer Übersichtsarbeit die Selbsttherapie des Patienten bei Kaumuskelschmerzen als unbedingt empfehlenswert ein. Wohingegen Hugger et al. (2007b) die Selbsttherapie bei Kiefergelenkschmerzen zumindest als empfehlenswert einstufen. Einfache „Hausmittel" (Wärme- oder Kühlpacks) sind hilfreich (Schmitter und Leckel 2008), einfach in der Anwendung und kostengünstig. Okeson (2005b) empfiehlt eine sanfte Eigenmassage des schmerzhaften Kaumuskelbereichs.

Palla (2003) weist seine Patienten an, folgendes Heimprogramm bei myogenen Gesichtsschmerzen durchzuführen: feuchtwarme Umschläge (20 Minuten, ein- bis zweimal am Tag), kombiniert mit der Massage schmerzhafter Stellen in den Masseteren und den Temporalis-Muskeln (eine Minute je zu massierender Stelle, einige Male am Tag). Dazu soll der Patient Dehnübungen durchführen (den Mund während mindestens zehn Sekunden maximal geöffnet halten, sechsmal hintereinander und diese Übung sechsmal am Tag wiederholen).

Kontraindikation zu Dehnübungen ist eine arthrogen bedingte schmerzhafte Mundöffnung.

Progressive Muskelentspannung nach Jacobson

Eine hervorragende Methode, muskuläre Verspannungen abzubauen, ist die progressive Muskelentspannung nach Jacobson (PMR). Nach diesem Prinzip werden schrittweise verschiedene Muskelgruppen zunächst angespannt, um danach gelockert zu werden. Die Anspannung sollte dabei nur kurz (zirka fünf bis sechs Sekunden) andauern; die Entspannungsphase mindestens doppelt so lange sein. Durch den bei der progressiven Muskelentspannung erlebten Unterschied zwischen Anspannung und Entspannung können meist sehr schnell Erfolge eintreten.

Unterschied „erleben"

Kropp und Niederberger (2002) sehen die PMR nach Jacobson als ein insgesamt bedeutsames Verfahren der nichtmedikamentösen, eigenverantwortlichen Behandlung, welches einen wichtigen Beitrag zur Vermeidung der Chronifizierung von Schmerz- und Stresserkrankungen leisten kann. Der immense Vorteil dieser Methode ist die universelle und schnelle Anwendbarkeit und der damit verbundenen Compliance. Während andere Entspannungsverfahren Zeit, Platz und Geduld verlangen, kann PMR sofort und überall (z. B. am Arbeitsplatz) ausgeführt werden. Informationen über die progressive Muskelrelaxation stehen für Behandler und Patienten auf der Homepage des DRK Schmerz-Zentrum Mainz (Bezugsadresse siehe Materialliste im „Anhang" S. 237 ff.) als pdf-Datei zum Download zur Verfügung. Tonträger können über die Homepage der Schmerzklink Kiel (Bezugsadresse siehe Materialliste im „Anhang" S. 237 ff.) oder direkt bei der Neuro-Media GmbH (Bezugsadresse siehe Materialliste im „Anhang" S. 237 ff.) bestellt werden.

Universelle und schnelle Anwendung, gute Compliance

Autogenes Training

Autogenes Training ist ebenfalls unter den aktiven Entspannungsmaßnahmen zu subsumieren und wird auch in der neuesten verfügbaren Literatur empfohlen (Schmitter und Leckel 2008). Mit Sicherheit kann bei regelmäßiger Anwendung ebenfalls Schmerzreduktion erzielt werden, jedoch ist die Compliance das zentrale Problem. Hier zeigt sich die PMR eindeutig überlegen.

Compliance problematisch

Biofeedback

Die Deutsche Gesellschaft für Biofeedback e. V. (Adresse siehe „Anhang" S. 235 f.) definiert Biofeedback (Bezugsadresse siehe Materialliste im „Anhang" S. 237 ff.) als ein wissenschaftlich fundiertes Verfahren der Verhaltenstherapie und Verhaltensmedizin, mit dessen Hilfe normalerweise unbewusst ablaufende psychophysiologische Prozesse durch Rückmeldung („feedback") wahrnehmbar gemacht werden. Türp und Schindler (2004) bewerten EMG-Biofeedback als ein Therapieverfahren hoher medizinischer Evidenz und eine enorm potente Möglichkeit, um Schmerzen aktiv zu bekämpfen.

Es handelt sich bei Biofeedback um ein Training, bei dem der Patient lernt, physiologische Vorgänge im Organismus willentlich und damit aktiv zu beeinflussen. Dies geschieht am erfolgreichsten, wenn der Patient den Erfolg oder auch Misserfolg seiner Bemühungen direkt wahrnehmen kann (Schellenberg 2005). Durch eine technisch ausgereifte Sensorik werden Signale von Körperfunktionen aufgenommen, verstärkt und dem Patienten optisch oder akustisch rückgemeldet (Abb. 54).

Erfolg direkt wahrnehmbar

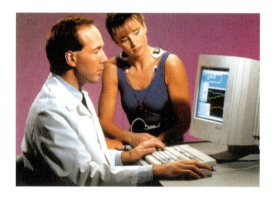

Abb. 54
Biofeedback

Folgende Körperfunktionen können durch Biofeedback beeinflusst werden (Rief und Birbaumer 2006):

• Muskelaktivität

• Herzrate

• Blutdruck

• Schweißdrüsenaktivität als allgemeines Maß für autonome Erregung

• Haut- und Körpertemperatur

• elektrophysiologische Prozesse des Gehirns

• periphere Durchblutung

- Durchmesser von Blutgefäßen

- Atemfunktionen

Derzeit werden unterschiedliche Wirkprinzipien diskutiert. Zum einen   Wirkprinzipien
sollen die unbestrittenen Behandlungserfolge bei bestimmten Erkrankungen durch Erhöhung der Selbstwirksamkeitserwartung (Bandura
1977 und 1997) entstehen. Diese Betrachtungsweise betont den
kognitiven Ansatz der Biofeedback-Theorie. Zum anderen sind die
Befürworter des kybernetischen Modells der Meinung, dass die Bio-
feedback-Anordnung als externer Regelkreis (Kropp und Niederberger
2002) anzusehen ist, der den internen gestörten Regelkreis des
Patienten ersetzt und damit die Möglichkeit einer zielgerichteten und
bewussten Manipulation zulässt. Ein weiterer Erklärungsansatz
stammt aus der Lernpsychologie und favorisiert die operante Konditionierung. Dies ist eine Lernform, bei der sich die Wahrscheinlichkeit
einer Reaktion aufgrund einer Veränderung ihrer Konsequenzen ändert
(Zimbardo und Gerrig 2004).

Denkbar ist eine Kombination aus oben genannten Konzepten mit
einer individuell patientenbezogenen Gewichtung. Sicher ist allerdings
die positive Wirkung bei CMD. 1993 bestätigten Flor und Birbaumer   Langzeiteffekt,
den Langzeiteffekt bei CMD durch Biofeedback und 1999 konnten Cri-   Wirkung auf
der und Glaros in Ihrer Übersichtsarbeit ebenfalls eine signifikante Wir-   Schmerzin-
kung vor allem auf die Schmerzintensität feststellen.   tensität

Seeher et al. stellten 2006 ein System vor, dass aus einer Mess- und
Sendeelektronik besteht und in eine Okklusionsschiene integriert werden kann. Ein piezoelektrischer Sensor in der Elektronik nimmt die
Drücke auf, die beim Tragen auf die Schiene einwirken. Dadurch können, mittels geeigneter Software, die Bruxismusgewohnheiten des
Patienten aufgezeichnet und interpretiert werden. Bemerkenswert ist
außerdem die Möglichkeit, die Okklusionsschiene als Biofeedback-
System zu nutzen. Über einen Vibrationsalarm können Anspannungs-
phasen bewusst gemacht werden. Derzeit befindet sich das Mess-
system in der klinischen Erprobung (Vahle-Hinz et al. 2009). Der Nutzen derartiger Anwendungen kann allerdings durchaus in Zweifel
gezogen, da Langzeiteffekte in den Nachuntersuchungen nicht gefunden werden können (Korn 2005).

Physiotherapie

Physiotherapie
= Physikalische
Therapie

Die Begriffe Physiotherapie und physikalische Therapie werden oft synonym gebraucht. Im Allgemeinen wird unter Physiotherapie/Physikalischer Therapie die Behandlung gestörter physiologischer Funktionen mit folgenden physikalischen, naturgegebenen Mitteln verstanden (Pschyrembel 2002):

- Wasser (Hydrotherapie)

- Wärme und Kälte (Thermotherapie)

- Licht (Lichttherapie)

- Luft (Klimatherapie)

- statisch-mechanisch (Massage)

- mit dynamischen Kräften (Krankengymnastik, Ergotherapie)

- Heilquellen (Balneotherapie)

- Elektrizität (Elektrotherapie)

Therapieerfolg
vs. Studiener-
gebnisse

Physiotherapeutische Maßnahmen werden in der einschlägigen Literatur bei kraniomandibulären Dysfunktionen zwar empfohlen, aber mehr nach dem Motto „hilft nicht, schadet aber auch nicht". Zwischen den häufig beschriebenen und berichteten Therapieerfolgen einerseits und den Ergebnissen randomisierter kontrollierter Studien andererseits bestehen zum Teil erhebliche Diskrepanzen (Schöps 2004).

Verbesserung
funktioneller
und strukturel-
ler Aspekte

Groot Landeweer (2002b) sieht die hauptsächliche Stärke der Physiotherapie in der Verbesserung funktioneller und struktureller Aspekte des neuromuskulären Systems, wozu Kaumuskeln und Kiefergelenke ebenfalls gehören.

Ziele der physiotherapeutischen Behandlungen sind (Glaesener 2002):

- Verbesserung der Durchblutung

- Anregen des Stoffwechsels

- Beinflussen des Muskeltonus

- Dehnen des Bandapparates

- Verbessern der Gelenkbeweglichkeit

- Verbessern der Trophik

Bei arthrogenen CMD-Beschwerden konnte in einer Pilotstudie im Bezug auf Verbesserung der Unterkiefermobilität ein eindeutiger Vorteil einer Schienentherapie mit zusätzlicher physikalischer Therapie gegenüber einer alleinigen Schienentherapie gefunden werden (Demling 2008b). Hugger et al. (2007) empfehlen bei Kiefergelenkschmerzen physiotherapeutische Maßnahmen, geben aber zu bedenken, dass der Langzeiterfolg fraglich, der Therapieerfolg mit der Zahl der Sitzungen zunimmt, weitere zusätzliche Maßnahmen ergriffen werden sollten und der Therapieerfolg hauptsächlich durch eine Verminderung von Angst und depressiver Verstimmung zustande kommt.

Bei Kaumuskelschmerzen ist die Wirksamkeit der Physiotherapie zwar nicht belegbar, wird aber trotz der ungenügenden Datenlage empfohlen (Schindler et al. 2007). Nach höchstens sechs bis zwölf Anwendungen ist bei Nichtansprechen der Therapie eine Weiterführung nicht sinnvoll. Wobei eine mindestens 50 prozentige Schmerzreduktion als Therapieerfolg gewertet wird (Schmitter 2008).

Bei folgenden Diagnosen sind spezifische physiotherapeutische Maßnahmen indiziert: Indikationen

Myofaszialer Schmerz (siehe „Pathologien der Muskulatur und umgebender Strukturen", S. 36 ff.)

Maßnahmen: Detonisierung, Querfriktionen, Wärmeapplikation, Dehnen und Sprühen, postisometrische Relaxation (Gröbli 2003)

Koordinationsstörungen (siehe „Klinische Funktionsanalyse", Befundbogen unter 7., S. 93 f.)

Maßnahmen: Koordinationsübungen, vor allem für zu Hause (Bumann 2000)

Deviation, Deflektion (siehe „Klinische Funktionsanalyse", Befundbogen unter 12, S. 93 f.)

Maßnahmen: Koordinationsübungen

Hyperaktivität (siehe „Klinische Funktionsanalyse", Befundbogen unter 5., S. 93 f.)

Maßnahmen: siehe „Myofaszialer Schmerz", S. 155

Einschränkungen bei Beweglichkeit der Kondylen (siehe „Klinische Funktionsanalyse", Befundbogen unter 8., S. 93 f.)

Maßnahmen: Kapseldehnung, Detonisierung, Mobilisation

Entzündungen der bilaminären Zone und/oder der Gelenkkapsel = Kapsulitis (Arthralgie des Kiefergelenkes) (siehe S. 34)

Maßnahmen: Bei akuter Schmerzsymptomatik ist Vorsicht bei manuellen Techniken geboten. Hier muss medikamentös (analgetisch und antiphlogistisch) vorbehandelt werden. Empfehlenswert in der akuten Phase ist Kältetherapie (Okeson 2005d).

Osteoarthritis (siehe S. 31)

Maßnahmen: Detonisierung der hypertonen Elevatoren, um dem zu starken kranialen Zug, der zerstörend auf Kondylus, Diskus und Fossa wirkt, entgegenzutreten. Eine gegebenenfalls restriktive Gelenkkapsel muss gedehnt werden. Kopp (2006) sieht eine klare Indikation der physikalischen Therapie bei obiger Diagnose.

Anteriore Diskusverlagerung ohne Reposition akutes Stadium (siehe S. 33 f.)

Maßnahmen: Repositionsversuch, Detonisierung der Elevatoren, Kapseldehnung. Nicolakis et al. (2001) bestätigen den Erfolg der Physiotherapie bei der Diskusverlagerung ohne Reposition.

Kondylusluxation (siehe S. 34)

Maßnahmen: Reposition mit Hippokrates-Handgriff. Cave: Daumen nicht auf Zahnreihe legen, sondern ins Vestibulum (Abb. 55)!

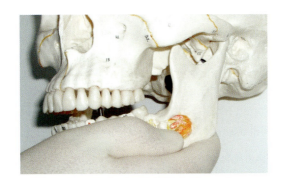

Abb. 55
Handgriff bei Kondylusluxation

Nach Ansicht des Autors sind die meisten Luxationen muskulär bedingt. Die Unterkieferelevatoren verhindern, dass der Kondylus wieder eigenständig in seine „Pfanne" zurückgleiten kann. Deshalb ist es ratsam, weiterhin Detonisierungsmaßnahmen zu verordnen.

Selbstverständlich ist dies nur ein kleiner Ausschnitt aus dem Behandlungsspektrum eines Physiotherapeuten. Nicht näher eingegangen wurde auf die Möglichkeiten, die Körperhaltung und Kopfstellung positiv zu beeinflussen.

TENS

Trotz der äußerst heterogenen und widersprüchligen Datenlage zur Effektivität bei CMD-/Myoarthropathiepatienten (Feine und Thomason 2006, Schindler et al. 2006, Hugger et al. 2006, Kato et al. 2006) kann die Transkutane Elektrische Nervenstimulation (TENS) als ein nahezu nebenwirkungsfreies nichtinvasives Behandlungsverfahren vor allem beim chronischen Schmerzpatienten empfohlen werden (Leder 2007). Kurzzeiteffekte scheinen bei CMD-Schmerzen zumindest durch gepulste Abgabe der elektrischen Reize bewiesen (Schwenk-von Heimendahl 2009). Einige Therapeuten wie Schöttl (2004) und Losert-Bruggner (2008) verzeichnen mit diesem noninvasiven Behandlungsverfahren sowohl in der Schmerztherapie als auch mit der Bestim-

Nebenwirkungsfrei, nichtinvasiv

Schmerztherapie

Bestimmung der Myozentrik

mung der Zentrik (Myozentrik) große Erfolge. Durch das Anlegen von Stromimpulsen an die Haut werden durch Reizung tiefer liegendere Nozizeptorsysteme erreicht. Es erfolgt eine neuroreflektorische, neuromodulatorische sowie neurovegetativ-humorale Regulation mit dem Ziel der Schmerzlinderung oder Befreiung, einer Durchblutungsverbesserung sowie einer Muskelentspannung (Zöller 2000). Von der Laage und Willenbrink (2002) sehen in der Anwendung der transkutanen elektrischen Nervenstimulation eine wesentliche Bereicherung der therapeutischen Möglichkeiten. Mittlerweile gibt es auf dem deutschen Markt Anbieter, die handliche Geräte zu einem fairen Preis veräußern.

Das Know-how wird in Form von kleinen Ratgeberbroschüren gleich mit geliefert (Adresse siehe Materialliste im „Anhang" S. 237 ff.).

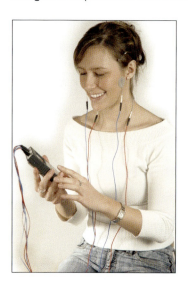

Abb. 56
Patientin während der TENS-Therapie

Medikamentöse Therapie

Für Palla (2003) gelten bei CMD-Patienten mit myofaszialen Schmerzen die gleichen pharmakologischen Bedingungen wie für die Therapie anderer myogener Schmerzen. Doch wie werden „andere" myogene Schmerzen behandelt? Türp und Schindler (2004) sehen aufgrund ihrer Literaturrecherchen Clonazepam, Diazepam und Meprobamat als pharmakologische Therapieverfahren hoher medizinisch-wissenschaftlicher Evidenz. Doch welcher niedergelassene Zahnarzt hat Erfahrung mit diesen Medikamenten? Sommer (2002) bemängelt, dass es trotz der hohen Prävalenz orofazialer Schmerzen nur relativ wenige randomisierte doppelblinde Studien zu diesem Thema gibt.

Clonazepam, Diazepam, Meprobamat

Am 28.09.2004 hat der Pharmakonzern MSD Sharp & Dohme GmbH sein Schmerzmedikament Vioxx® mit sofortiger Wirkung vom Markt genommen. Bextra® folgte im April 2005. Diese so genannten COX-2-Hemmer wurden als das „Super-Aspirin" bei Markteinführung angepriesen (Maier und Überall 2004).

Jetzt möchte man wieder auf die „alten" Analgetika, die so genannten NSAR (nichtsteroidale Antirheumatika) zurückgreifen, obwohl diese „Dirty Drugs" die höchste Zahl schwerwiegender Komplikationen in den westlichen Industrienationen aufweisen (Maier und Überall 2004).

NSAR mit Komplikationen verbunden

Mitten in diesem Dilemma steht nun der Zahnarzt mit seinem schmerzgepeinigten CMD-Patienten. Deswegen der Versuch des Autors, eine halbwegs praktikable und fundierte Anleitung zu geben.

Expertentipp:

Bei Schmerzen immer sofort auch symptomatisch behandeln, um erst gar kein Schmerzgedächtnis entstehen zu lassen.

!

Vorgehen

1. Unterscheidung, ob arthrogener oder myofaszialer Schmerz vorliegt (klinische FAL).

2. Genaue Anamnese

   - Vor allem nach Schmerzmittelgebrauch fragen.

   - Gab es irgendwelche Vorkommnisse nach Einnahme von Medikamenten?

   - Gab es Magen-, Darm-, Leber-, Nierenprobleme?

3. Patienten instruieren, das Medikament regelmäßig, also nicht bei Bedarf zu nehmen.

4. Mit wenigen verschiedenen Medikamenten arbeiten.

5. Keine Kombinationspräparate verschreiben.

6. Beipackzettel dieser Medikamente müssen ständig griffbereit sein.

7. Patient soll bei Nebenwirkungen sofort Kontakt mit der Praxis aufnehmen (Personal instruieren).

8. Dokumentation nicht vergessen.

9. Kleine Packungen verschreiben.

10. Medikamenteninteraktionen beachten.

11. Im Zweifelsfall Hausarzt des Patienten kontaktieren.

12. Nächsten Termin sofort vereinbaren.

Therapie bei arthrogenen Beschwerden (Kapsulitis, Osteoarthritis)

Ibuprofen

Ibuprofen (= Nichtsteroidales Antiphlogistikum):

- Tageshöchstdosis 2400 mg

- Empfehlung dreimal 400 mg/d Retard

- Nicht länger als sieben bis zehn Tage einnehmen!

Naproxen (= Nichtsteroidales Antiphlogistikum):

- Tageshöchstdosis 1000 mg
- Empfehlung 500 mg zweimal täglich (Ta et al. 2004)

Diclofenac (= Nichtsteroidales Antiphlogistikum):

- Empfehlung einmal täglich 25–75 mg
- Steht im Verdacht, das Herzinfarktrisiko zu erhöhen (Mc Gettigan und Henry 2006).

Therapie bei arthrogenen Beschwerden und gastrointestinaler Anamnese > selektiver COX-2-Hemmer

Celebrex®:

- Tageshöchstdosis 400 mg
- Empfehlung zweimal 100 mg/d (Dionne 2006)

Therapie bei myofaszialen Schmerzen

Nichtsteroidale Antiphlogistika zeigen kaum Wirkung (Leder 2008, Schindler und Türp 2009)!

Muskelrelaxantien

Katadolon®/Trancopal Dolo®:

- Tageshöchstdosis 600 mg Flurpitinmaleat
- Empfehlung dreimal täglich 100 mg
- Studienlage defizitär (Schindler und Türp 2009)
- soll analgetisch, muskelrelaxierend und neuroprotektiv wirken (Kornhuber et al. 1999)
- Bei längerer Anwendung Kontrolle der Leberenzymwerte.
- Nicht mit Paracetamol kombinieren.
- Kann Reaktionsvermögen beeinträchtigen!

Naproxen

Diclofenac

Celebrex

Katadolon/
Trancopal

Als Retardpräparat steht Trancolong® für eine vereinfachten Einnahme einmal täglich zur Verfügung.

Mydocalm   Mydocalm®:

- Wirkstoff Tolperison

- Tageshöchstdosis 150–450 mg

- Empfehlung dreimal 50 mg/d

- kein Suchtpotential

- für Langzeitanwendung geeignet

(Schmitter 2008)

Weitere medikamentöse Optionen

Trizyklische Antidepressiva   Trizyklische Antidepressiva:

Trizyklische Antidepressiva besitzen neben der antidepressiven Wirkung analgetische Eigenschaften. Belegt ist die schmerzlindernde Wirkung bei Amitriptylin (Feuerstein 1997).

- Dosierung unterhalb der Dosierung für Depressionen (zirka 10 bis 75 mg steigend)

- wirkt schlaffördernd

- kein Suchtpotential

- analgetischer Effekt nach zirka sieben Tagen

Antikonvulsiva   Antikonvulsiva (Carbamazepin, Gabapentin, Pregabalin, Clonazepam):

- Indikation neuropathische Schmerzen, z. B. Trigeminusneuralgie

- gegebenenfalls Option bei chronischen CMD-Schmerzen aufgrund von Veränderungen im ZNS (Dionne 2006)

Benzodiazepine:

Cave: Gefahr der körperlichen und psychischen Abhängigkeit!

!

Bestimmte Substanzen eignen sich zur Behandlung von Muskelent-
spannungen, andere zur Behandlung von Erregungszuständen und
wieder andere zur Behandlung von Schlafstörungen (Fußnegger
2004). Die Behandlung eines CMD-Patienten mit Benzodiazepinen
sollte ausschließlich in konsiliarischer Zusammenarbeit mit einem
erfahrenen Schmerztherapeuten erfolgen!

Opioide:

Diese sind gegebenenfalls indiziert bei chronischen und therapieresis-
tenten starken und stärksten Schmerzen. Opioide sind sicherlich die
Medikamentengruppe, gegen die am meisten, zum großen Teil unbe-
gründete Vorurteile bestehen. Die Behandlung von CMD-Patienten mit
dieser Medikamentengruppe bleibt Schmerztherapeuten vorbehalten.

Topisch anwendbare Medikamente:

Capsaicinhaltige Salben können durchaus eine therapeutische Option
bei schmerzhafter CMD, vor allem bei arthritischen Schmerzen sein
(Kopp 2006). Capsaicin ist in Paprika- oder Chilischoten enthalten und
wird dazu benützt, um die primären afferenten Neurone zu desensibili-
sieren (Okeson 2005c). *Cave*: initialer Brennschmerz!

Salben und Cremes mit nichtsteroidalen Antiphlogistika sind eine weitere, wissenschaftlich gut belegte Möglichkeit, myoarthropathische
Schmerzen zu lindern (Kopp 2006, Fussnegger 2004). Folgende Salben, Gels etc. sind erhältlich:

- Diclo SchmerzGel®

- Diclac® akut Gel

- DICLO-PUREN® Gel

- Diclophlogont® Gel

- Effekton®-Creme

- Dolgit Mikrogel

- Diclofenac-ratiopharm®

- Voltaren® Emulgel®

- Rewodina® Schmerzgel

- Ibutop® Creme

- Finalgon®-Salbe

- Ammuno®-Gel

- Kytta-Salbe® f

Diese Auflistung erhebt keinen Anspruch auf Vollständigkeit. Der interessierte Leser sollte sich vor allem über die unterschiedlichen Wirkstoffe (z. B. Diclofenac, Ibuprofen, Beinwellwurzelextrakt etc.) informieren.

Glucocorticoide

Glucocorticoide:

Intraartikuläre Kortisoninjektionen scheinen bei arthritischen Beschwerden im Kiefergelenk wirksam zu sein (Kopp 2006).

Hyaluronsäure

Hyaluronsäure:

Ähnliche Effektivität wie Kortikoide (Kopp 2006)

Chondroprotektiva

Chondroprotektiva (Knorpelschutzpräparate):

Folgenden Substanzen werden knorpelschützende Eigenschaften zugeschrieben:

- Chondroitinsulfat: keine signifikante Wirkung nachgewiesen (Clegg et al. 2006)

- Gelatine: wissenschaftlich nicht belegt (Großklaus 2007)

- Glucosaminsulfat: keine signifikante Wirkung nachgewiesen (Clegg et al. 2006).

- Hyaluronsäure: siehe oben

- Kollagen-Hydrolysat: Wirkung sehr umstritten, Langzeitstudien nicht verfügbar

Außerdem werden bei folgenden Substanzen chondroprotektive Wirkungen diskutiert. Die Datenlage ist allerdings defizitär, zum Teil liegt die Wirkung nicht über Placeboniveau:

- Methylsulfonylmethan (MSM)

- Oxaceprol

- Vitamin E

- Adenosylmethionin (SAM)

- NSAR

- Teufelskralle

- Brennesselkrautextrakt

- Rhus tox

Osteopathie

Die vom Amerikaner Andrew Taylor Still ins Leben gerufene Behandlungsmethode der Osteopathie geht davon aus, dass der menschliche Körper Selbstheilungskräfte besitzt. Dysfunktion bedeutete für Still eine Bewegungseinschränkung der Gewebe. Eben diese versucht der geschulte Osteopath manuell zu erfühlen und zu „behandeln". Das kraniosakrale System ist bei dieser funktionell ausgerichteten Behandlungsmethodik eines von drei übergeordneten Systemen, das von der mittlerweile anerkannten Tatsache ausgeht, dass die Schädelknochen an den Suturen eben nicht verknöchern. Außerdem ist insbesondere am Schädel der so genannte „kraniosakrale Rhythmus" zu spüren, eine Bewegung ähnlich wie Ebbe und Flut (Augustoni 2000).

Selbstheilungskräfte

Ziel der kraniosakralen Osteopathie ist es, die freie Bewegung des kraniosakralen Rhythmus, der direkt oder indirekt gestört werden kann, wiederherzustellen. Somit werden auf sanfte Art Blockierungen gelöst und die natürliche Fähigkeit zur Selbstheilung verbessert (Bierbach 2002).

Wiederherstellung des kraniosakralen Rhythmus

In einer gemeinsamen Stellungnahme der Deutschen Gesellschaft für Funktionsdiagnostik und Therapie (DGFDT) in der DGZMK, der Deutschen Gesellschaft für zahnärztliche Prothetik und Werkstoffkunde (DGzPW), der Deutschen Gesellschaft für Mund-, Kiefer- und Gesichtschirurgie (DGMKG), der Arbeitsgemeinschaft für Kieferchirurgie (AGKi) und der Deutschen Gesellschaft für Kieferorthopädie (DGKFO) und der Deutschen Gesellschaft für Zahn-, Mund- und Kieferheilkunde (DGZMK) aus dem Jahre 2005 wird Osteopathie zur Behandlung des kraniomandibulären Systems als ergänzende oder auch kausale Therapie empfohlen.

Als ergänzende/ kausale Therapie empfohlen

Eine wissenschaftlich hochwertige Beurteilung, ob Osteopathie zur Behandlung von kraniomandibulären Dysfunktionen hilfreich ist, existiert nicht. In Zukunft muss vor allem die Osteopathie, wie andere komplementär- und alternativmedizinische Verfahren auch, mit wissenschaftlichen Methoden untersucht werden. Ernst (2007) gibt zu bedenken, dass die Standard-Studiendesigns diesbezüglich zwar einer gewissen Anpassung bedürfen, aber es prinzipiell keinen Grund gibt, warum eine strenge Evaluation komplementär- und alternativmedizinischer Verfahren nicht machbar sein sollte.

Ungeachtet der mangelnden externen Evidenz der Behandlungsoption Osteopathie arbeitet der Autor selbst seit mehreren Jahren mit verschiedenen Osteopathen zusammen und möchte auf die Mithilfe dieser enorm kompetenten Therapeuten auf keinen Fall verzichten. Allerdings gibt es leider in Deutschland keine geregelte Ausbildung zum Osteopathen, sodass man genau recherchieren sollte. Seriöse Informationen finden sich unter www.osteopathie.de. Hier sollte es auch möglich sein, einen Osteopathen in unmittelbarer Nähe zu finden.

Okklusionsschienentherapie

Enorm viel Literatur ist über Indikationen, Herstellungsweise, Design, Tragedauer usw. verfügbar. Bedauerlicherweise handelt es sich meistens um Falldarstellungen und nicht um seriöse Studien. Trotzdem gelten Okklusionsschienen als ein Therapieverfahren hoher medizinisch-wissenschaftlicher Evidenz. Der Angriffsort einer Okklusionsschiene, so Freesmeyer (2004), ist immer die Aufhebung der bestehenden Kontaktbeziehung der Zähne zueinander.

Kaum studien-gesicherte Darstellungen

Das Ziel ist eine Änderung der Muskel- und Gelenkfunktion und damit eine Neueinstellung und Harmonisierung der vertikalen und horizontalen Kieferrelation. Die Michigan-Schiene ist die in der zahnmedizinischen Literatur am besten dokumentierte und untersuchte Okklusionsschiene (Türp 2002a), der Wirkmodus ist aber nach wie vor nicht bekannt. In mehreren Studien konnte sogar gezeigt werden, dass eine Schiene ohne okklusale Bedeckung (Gaumenschiene, Placeboschiene) dieselbe Wirkung zeigte wie herkömmliche Schienen (Clark und Minakuchi 2006).

Harmonisierung der vertikalen und horizontalen Kieferrelation

Einteilung der Okklusionsschienen

Reflexschienen

z. B. Interzeptor (Abb. 57), Aqualizer (Abb. 58), NTI-tss (Abb. 63, S. 179)

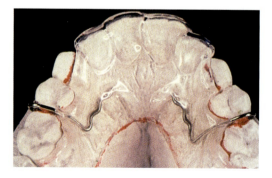

Abb. 57
Interzeptor

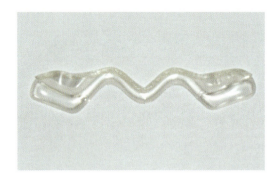

Abb. 58
Aqualizer

Funktion des Aqualizers
- zeitlich begrenzte Unterbrechung der Zahnkontakte

- Unterbrechung des neuromuskulären Musters

Indikation
Kurzzeitanwendung, um Zentrikfähigkeit zu erreichen (siehe „Kiefer-relationsbestimmung" S. 123 ff.)
Cave: Elongationsgefahr von nicht überdeckten Zähnen bei exzessiver Trageweise.

Funktion

Indikation

Zentrikschienen

Diese Schienentypen (Abb. 59–60) werden im Laufe dieses Kapitels ausführlich dargestellt.

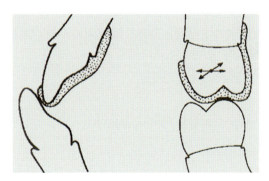

Abb. 59
Okklusalkontakte der
Zentrikschiene (hier
Relaxationsschiene)

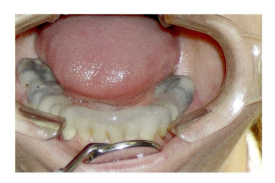

Abb. 60
Zentrikschiene in situ

Exzentrische Schienen

Repositionsschiene

Funktion

Funktion
Durch eine anteriore Position, soll die Diskus-Kondylus-Einheit wiederhergestellt werden. Durch Einschleifen wird der protrusiv eingestellte Unterkiefer wieder in seine zentrische Position zurückgeführt.

Indikation

Indikation
Anteriore Diskuslage mit Reposition (siehe S. 32 f.)

Beurteilung

Beurteilung
Cave: hohe Rezidivgefahr; nach Abschluss der Schienenbehandlung eventuell massiver prothetischer und/oder kieferorthopädischer Behandlungsbedarf. In der Literatur ist sie sehr umstritten (Clark und Minakuchi 2006). Nach Meinung des Autors sollte sie nicht zum Einsatz kommen!

Distraktionsschiene

Funktion

Funktion
Distraktion des Kiefergelenkes

Indikation

Indikation
Anteriore Diskusverlagerung ohne Reposition (siehe S. 33 f.)

Beurteilung

Beurteilung
Zentrikschiene besitzt ebenfalls distraktiven Effekt (Hugger et al. 2003) bei weniger Nebenwirkungen.

Zentrikschiene

Funktion Funktion

Die Funktion einer Zentrikschiene besteht in einer so genannten Selbstzentrierung der Kondylen, die über das zentrische Registrat (siehe „Kieferrelationsbestimmung" S. 123 ff.) erreicht wird. Durch die Herstellung einer physiologischen Gelenkposition wird eine neuromuskuläre Entspannung erreicht. Die Schiene basiert auf einer Front-Eckzahn-Führungsfunktion zur Vermeidung exzentrischer Vorkontakte (Schwahn 1999) (Abb. 61a–c).

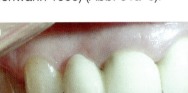
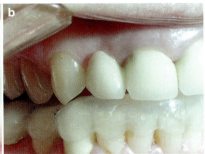
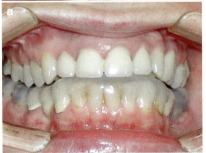

Abb. 61a–c
a) Zentrik
b) Eckzahnführung
c) Protrusion mit Schiene

Indikationen Indikationen

- Osteoarthritis (siehe S. 31)

- anteriore Diskusverlagerung ohne Reposition akutes Stadium (siehe S. 33 f.)

- Entzündungen der bilaminären Zone (= Kapsulitis) (siehe S. 34)

- Kompression (siehe S. 35)

- myofasziale Schmerzen (siehe „Pathologien der Muskulatur und umgebender Strukturen", S. 36 ff.)

- Hyperaktivität (Parafunktionen) (siehe „Klinische Funktionsanalyse", Befundbogen unter 5., S. 93 f.)

- Einschränkungen (um Physiotherapie zu unterstützen, siehe „Klinische Funktionsanalyse", Befundbogen unter 8., S. 93 f.)

- atypische Odontologie (zur Verifizierung oder Ausschluss einer Überbelastung)

Man unterscheidet grundsätzlich zwei Typen von Zentrikschienen:

- Entspannungsschiene
  - immer zu Beginn der Behandlung
  - keine Höckerimpressionen, Kiefergelenke sollen sich zentrieren können
  - flache Front-Eckzahn-Führung
- Stabilisierungsschiene
  - nach Einschleifmaßnahmen an der Entspannungsschiene bei stabilen okklusalen Schienenkontakten, Umgestaltung der Entspannungsschiene zur Stabilisierungsschiene (mit Höckerimpressionen)

Typische Fragen zur Schienentherapie

Frage: Wird die Schiene im Unterkiefer oder im Oberkiefer hergestellt?

Herstellung im Unterkiefer

Antwort: Die Schiene wird im Unterkiefer hergestellt, außer bei Zahnlücken im Oberkiefer oder bei starkem Distalbiss. Sollten einzelne Zähne im Oberkiefer aufgrund erhöhter Lockerung geschient werden müssen, empfiehlt sich natürlich auch eine OK-Schiene.

Frage: Welche Gründe sprechen für UK-Schienen?
Antwort: Vor allem die Compliance. Eine UK-Schiene wird deutlich lieber getragen als eine OK-Schiene; man kann besser Sprechen und die Ästhetik ist ebenfalls besser. Der Patient muss in manchen Fällen permanent die Okklusionsschiene tragen, und die beste Schiene hilft nichts, wenn sie sich nicht im Mund befindet.

Außerdem ist bekannt, dass es sensitive Patienten gibt, die eine Verblockung der Suturen im Oberkiefer nicht „vertragen" (siehe „Therapeutische Zahnverblockungen" S. 48).

Frage: Besteht bei einer Unterkieferschiene nicht die Gefahr der Auffächerung der Oberkieferfront?
Antwort: Nein. Seeher hat auf der 37. Jahrestagung der AFDT 2004 einen Erfahrungsbericht vorgetragen, bei dem er schlussfolgerte, dass bei korrekter Gestaltung keine Gefahr bestünde.

Frage: Welches Material ist zu empfehlen?   Material
Antwort: Erst Wachsmodellation, dann mit Heißpolymerisat pressen.

Frage: Warum wird die Zentrikschiene verwendet und keine der vielen anderen Schienen?
Antwort: Die Zentrikschiene kann für alle der oben genannten Indikationen verwendet werden. Außerdem sind die unerwünschten Nebenwirkungen minimiert. Wenn eine Autoreposition der Kondylen nicht Ziel der Behandlung ist, kann die Schiene auch in maximaler Interkuspidation hergestellt werden (siehe Kapitel „Schiene in maximaler Interkuspidation", S. 178).

Frage: Wie wirkt denn eine Schiene in maximaler Interkuspidation?
Antwort: Generell gibt es mehrere Hypothesen über die Wirkungsweise dieser Schienen (Schindler et al. 2007), zum Beispiel über Verhaltens- und Bewusstseinsänderung, Veränderung des intramuskulären Funktionsmusters oder spezifische Effekte.

Frage: Auf welche Nebenwirkungen muss man gefasst sein?   Neben-
Antwort: Auch bei der Zentrikschiene (Entspannungs- oder Stabili-   wirkungen
sationsschiene) ist die Gefahr gegeben, dass sich eine neue Unterkieferposition so manifestiert, dass eine Rückkehr in die ursprüngliche habituelle Interkuspidation nicht mehr möglich ist. Dies muss dem Patienten vor Therapiebeginn mitgeteilt werden.

Elongationen und/oder Wanderungen von Zähnen können bei der Zentrikschiene nahezu nicht vorkommen, da in einem Kiefer alle Zähne von der Schiene gefasst sind und im Gegenkiefer gleichmäßige Kontakte bestehen.

Frage: Dann sind also alle anderen Schienen außer der Zentrikschiene und der Schiene in maximaler Interkuspidation obsolet?

Antwort: Dann wären auch alle Skalpelle obsolet, nur weil man damit jemanden schwer verletzen kann. Was damit ausgedrückt werden soll, ist, dass ein erfahrener, umsichtiger Behandler durchaus in Einzelfällen die Option hat, auf einen anderen Schienentypus zurückzugreifen. Der Unerfahrene sollte sich das äußerst gründlich überlegen.

Frage: Wieso die Unterteilung in Entspannungs- und Stabilisationsschiene?

Antwort: Die zentrale Hypothese, die Möglichkeit der Autoreposition der Kiefergelenke, verlangt eine Schiene ohne Höckerimpressionen. Den Gelenken und der Muskulatur soll die Möglichkeit gegeben werden, sich die „optimale" Position selbst zu suchen. Ist diese Position gefunden, wird sie über Höckerimpressionen stabilisiert (Stabilisationsschiene).

Einsetzen der Schiene

Frage: Wie wird diese Schiene eingeschliffen?

Antwort: Beim Einsetzen überhaupt nicht!

Frage: Und wenn sie nicht passt?

Antwort: Wenn mit Nichtpassen gemeint ist, dass die Schiene schaukelt oder nicht spannungsfrei sitzt, muss die Arbeit wiederholt werden. Wenn keine gleichmäßigen Kontakte auftreten, darf die Schiene auf keinen Fall eingeschliffen werden. Bei der Kieferrelationsbestimmung (siehe S. 123 ff.) wurde das Zentrikregistrat nach neuromuskulärer Deprogrammierung genommen, beim Einsetzen der Schiene ist der Patient aber wieder auf seine habituelle Interkuspidation programmiert. Wer jetzt einschleift, der schleift in Richtung der habituellen Interkuspidation, die er ja gerade aufheben wollte.

Einschleifen

Frage: Wann und wie wird dann eingeschliffen?

Antwort: Der Patient wird ein bis drei Tage nach Einsetzen der Okklusionsschiene einbestellt und erst jetzt wird bei Bedarf justiert. Dieser Termin sollte frühmorgens stattfinden, da die Schiene am Tag zuvor abends eingesetzt werden sollte und nicht wieder aus dem Mund genommen werden darf, bis die Einschleifmaßnahmen beginnen. Eingeschliffen wird in der gleichen Position, in der die zentrische Bissnahme erfolgte (siehe „Kieferrelationsbestimmung" S. 123 ff.). Die

Schiene wird zum Einschleifen aus dem Mund des Patienten genommen. Danach werden entweder Aqualizer, Gelkissen, Watterollen oder NTI-tss intraoral platziert. Während des gesamten Einschleifvorganges dürfen sich keine antagonistischen Zahnpaare berühren. Die Feinjustierung ist erst beendet, wenn sich im Seitenzahnbereich gleichmäßige Kontakte (Abb. 62) abzeichnen und bei Exkursionsbewegungen nur eine Front-Eckzahn-Führung anzutreffen ist.

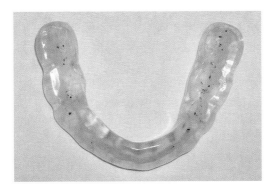

Abb. 62
Gleichmäßige Kontakte werden angestrebt.

Pro tragendem Höcker zeichnen sich auf der Schiene punktförmige Kontakte ab. Sollte pro Molar auch nur ein Kontakt entstehen, so wird dies auch akzeptiert. Nach Darstellung der Zentrik, wird mit einem anders farbigem Okklusionspapier die Exzentrik dargestellt.

Frage: Wie läuft das genau ab?
Antwort: Mit schwarzer Folie, die so dünn als möglich sein muss (siehe Materialliste im „Anhang" S. 237 ff.), werden gleichzeitig beide Kieferhälften belegt. Der Patient wird gebeten, mehrmals „zu klappern". Die Schiene wird aus dem Mund genommen und eingeschliffen, bis die Kontakte wie gewünscht erscheinen. Dann die *rote* Folie wieder rechts und links einbringen und den Patienten anweisen, die Folie und die Schiene „kaputt zu knirschen". Der Patient sollte das, wenn möglich, mit seinen Fäusten, die er am Kinn ansetzt, unterstützen (um die Kraft bei nächtlichem Knirschen zu imitieren).

Die Justierung muss so lange fortgeführt werden, bis im Seitenzahnbereich von 4 bis 7 nur noch schwarze Zentrikpunkte zu sehen sind, die von einem identischen roten Punkt überlagert werden. Außerhalb dieser zentrischen Kontaktpunkte darf keine rote Farbe zu sehen sein.

Im Bereich 3 bis 3 sind angedeutete respektive kaum sichtbare Zentrikpunkte zu erreichen, von denen rote Protrusions-, Retrusions- und Laterotrusionsspuren ausgehen.

Zum Abschluss wird mit 8-Mikrometer-Shimstockfolie überprüft, ob sie im Seitenzahnbereich gehalten werden kann. Im Frontzahnbereich muss diese Folie gerade noch herausgezogen werden können. Hier sollen zwei bis drei Lagen Shimstockfolie gehalten werden können.

Frage: Wie geht es danach weiter?
Antwort: Der Patient wird nach zirka drei Tagen wieder einbestellt, und wieder wird nach der gleichen Art und Weise vorgegangen, bis die Kontakte stabil bleiben, das heißt sich nicht mehr ändern. Dies dauert erfahrungsgemäß etwa zwei bis drei Wochen.
Bleiben die Kontakte stabil, sind wöchentliche Kontrollen durchzuführen und die Entspannungsschiene gegebenenfalls in eine Stabilisationsschiene umzugestalten.

Tragedauer   *Frage:* Wie lange soll der Patient die Schiene täglich tragen?
Antwort: Dies hängt von der Schmerzproblematik ab. Kriterien sind die Abnahme der Schmerzproblematik und die Stabilität der Okklusionskontakte. Dies kann durchaus bedeuten, die Schiene 24 Stunden tragen zu lassen.

Frage: Wie lange trägt der Patient die Schiene insgesamt?
Antwort: Nachdem Schmerzfreiheit eingetreten ist, etwa drei bis sechs Monate.

Anschließende   *Frage:* Sind dann noch weitere Maßnahmen durchzuführen?
Maßnahmen   *Antwort:* Bei prothetischem Behandlungsbedarf folgt die Umsetzung der Schienenposition und des gnathologischen Konzeptes im Zahnersatz. Ist kein prothetischer Handlungsbedarf gegeben, könnte über kieferorthopädische Maßnahmen nachgedacht werden. Auf jeden Fall muss die Kieferrelation nach der Schienentherapie nochmals überprüft werden, da sich durch die Einschleifmaßnahmen die Stellung der Kiefergelenke gegenüber dem zentrischen Ausgangszustand geändert haben dürfte. Dies bedeutet, zumindest den Unterkiefer wieder neu einzuartikulieren. Das funktioniert natürlich gut, wenn das Modell mit dem die Schiene hergestellt wurde, noch existiert.

Frage: Und wenn das Schienenmodell nicht mehr vorhanden ist?
Antwort: In diesem Fall gibt es mehrere Möglichkeiten. Eine sichere Möglichkeit ist, die Schiene in mehrere Teile zu zerlegen und strategisch jeweils den entfernten Teil mit GC Bite Compound oder Luxa-Bite® (siehe Materialliste im „Anhang" S. 237 ff.) zu ersetzen. Strategisch bedeutet in diesem Zusammenhang, den distalsten Zahn bei der Registrierung schienenabgestützt zu belassen. Der Zahntechniker kann dann mit einem neuen Unterkiefermodell einartikulieren und eventuell eine neue Schiene fertigen.

Frage: Was sehe ich jetzt auf den neu eingegipsten Modellen?
Antwort: Das A und O ist die Beziehung der Frontzähne zueinander. Nach Absenken des Stützstiftes ist zu beurteilen, ob eine gnathologisch einwandfreie Okklusion zustandekommen kann. Durch ein Wax-up können der Techniker und der Zahnarzt oftmals erst erkennen, ob prothetisch, kieferorthopädisch, chirurgisch oder eine individuelle Kombination dieser Verfahren angewendet werden muss.

Frage: Die meisten Patienten wollen diesen Aufwand mit Prothetik, Kfo usw. aber nicht, was wird dann unternommen?
Antwort: Eventuell ist eine Dauerschiene in Betracht zu ziehen. Oder man kann versuchen, sich aus der Schienentherapie auszuschleichen, also zu probieren, die Schiene nur noch nachts tragen zu lassen, dann nur noch jede zweite Nacht usw.

Dauerschiene

Frage: Wenn der Patient keine Dauerschiene will?
Antwort: Ich persönlich habe eine Sehschwäche, möchte aber keine Kontaktlinsen. Folglich habe ich gar keine andere Wahl, als eine Brille zu tragen.

Schiene in maximaler Interkuspidation

Funktion/Vorteile:

- kein Registrat nötig

- gegebenenfalls Gesichtsbogen

- soll im Idealfall Kondylenposition nicht verändern

- auch bei längerer Tragedauer kaum Gefahr irreversibler okklusaler oder mandibulärer Veränderungen

- wissenschaftliche Beweise der Wirksamkeit vorhanden (Clark und Minakuchi 2006)

Indikationen: indiziert bei

- Hyperaktivität (Parafunktionen, siehe „Klinische Funktionsanalyse", Befundbogen unter 5., S. 93)

- myofaszialen Schmerzen (siehe S. 36 ff.)

- Entzündungen der bilaminären Zone (= Kapsulitis, siehe S. 34)

- Osteoarthritis (siehe S. 31)

- anteriorer Diskusverlagerung ohne Reposition akutes Stadium (siehe S. 33)

- Einschränkungen (um eine Physiotherapie zu unterstützen, siehe „Klinische Funktionsanalyse", Befundbogen unter 5., S. 93)

- Kompression (siehe S. 35)

- Atypischer Odontalgie

!

Frage: Wieso wirken Schienen, die ohne Registrat (in maximaler Interkuspidation) hergestellt werden, also der Lehrmeinung der „mandibulären Autoreposition" der Kondylen widersprechen?

Antwort: Die korrekte Kondylenposition scheint es nicht zu geben. Es soll daher eine Position angestrebt werden, in der sich der Patient wohl fühlt und keine Schmerzen hat. Diese Position kann als physiologische Kondylenposition angesehen werden und ist nicht zwangsläufig einer anatomischen Position zugeordnet (von Schilcher 2004).

NTI-tss (Nociceptive Trigeminal Inhibition Tension Suppression System®)

Das NTI-tss (siehe „Materialliste" im Anhang S. 237 ff.) besteht aus einer vorgefertigten Matrize aus Hartplastik, welche mit Hilfe eines thermoplastischen Kunststoffs individuell über die mittleren Schneidezähne des Patienten angepasst wird. Sein wesentliches Merkmal ist ein sogenanntes „diskludierendes Element", das aufgrund seiner Form die Herstellung eines einzigen Kontaktpunkts ausschließlich zwischen den Schneidezähnen sicherstellt und damit den Inhibitionsreflex auslöst. Dieser greift dann ein, wenn die nozizeptiven Rezeptoren eine übermäßige Belastung der Schneidezähne registrieren. Sie lösen dann eine Reduktion der Kontraktionsintensität der Unterkieferelevatoren aus (Trullson 2006, Turker et al. 1997).

Löst Inhibitionsreflex aus

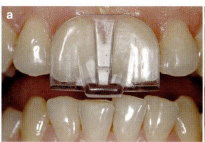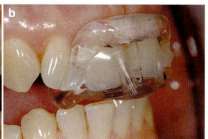

Abb. 63a–b
a) NTI-tss
b) NTI-tss „unterfüttert"

Indikationen

• Bruxismus

• myofasziale Schmerzen der Kaumuskulatur

• zur Erreichung der Zentrikfähigkeit

• Zentrikregistrierung

Indikationen

Kontraindikationen

• PA

• unzureichende Mundhygiene

• Non-Compliance

Kontraindikationen

- unklare Diagnose

- fixiertes, rein somatisches Schmerzmodell

Gebrauchsanleitung (Step by Step)

Das NTI-System gibt es in mehreren Ausführungen. Vor allem zwei Kriterien bestimmen die Auswahl: Bisserhöhung beziehungsweise Retention.

Schrittweises Vorgehen

1. Aussuchen der geeigneten Ausführung (Bisserhöhung beachten!)

2. Wasser im Wasserkocher auf 100° C erhitzen.

3. NTI-Matrize über OK-Inzisiven setzen, Patienten vorsichtig schließen lassen.

4. Mitte des NTI zeigt auf Mitte UK

5. Patienten bitten, maximale Protrusion, Retrusion und Laterotrusion rechts/links auszuführen.

6. Patient darf nicht „aussteigen" können!

7. UK-Eckzähne dürfen auch bei maximaler Laterotrusionsstellung das NTI nicht berühren! Sollte dennoch eine Eckzahnberührung stattfinden, entweder das NTI beschleifen oder in den Unterkiefer einsetzen.

8. Bei Nutzung des NTI im Unterkiefer dieselbe Prozedur wie im Oberkiefer durchführen.

Jetzt sollte das kochende Wasser vom Wasserkocher am besten in ein Gefäß aus Porzellan umgefüllt werden!

9. Thermoplastische Kunststoffkügelchen (Abb. 64) in Porzellangefäß mit heißem Wasser füllen.

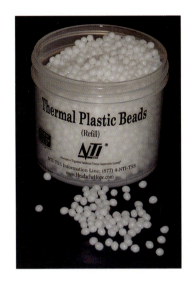

Abb. 64
Thermoplastische Kunststoffkügelchen

10. Warten bis Kügelchen transparent werden und verbacken.

11. Befüllen der NTI-Matrize mit dem verformbaren Material (Achtung: thermoplastischer Kunststoff klebt an Handschuhen!)

12. Lufteinschlüsse sollten vermieden werden.

13. NTI-System auf die OK-/UK-Schneidezähne positionieren.

14. „Rampe" parallel zur Okklusionsebene ausrichten.

15. Patienten leicht auf Matrize aufbeißen lassen. *Cave*: stark unter sich gehende Strukturen beachten!

Praxistipp:

NTI am besten mindestens 5 Minuten in situ lassen! Wird die Matrize vorher entfernt, leidet die Retention. Bei stark unter sich gehenden Strukturen (z. B. Frontzahnbrücke) NTI nach zirka 2 Minuten kurz anheben, wieder aufsetzen und aushärten lassen!

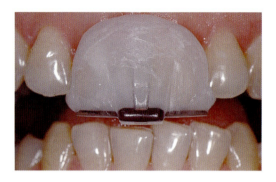

Abb. 65
Fertiggestelltes NTI-tss

16. Beim Aushärten sollten keine spitzen Ecken und Kanten entstehen. Deshalb thermoplastischen Kunststoff gut adaptieren.

17. Nach dem Aushärten Kontrolle, ob sämtliche posterioren Kontakte aufgehoben sind

18. Patient darf NTI nicht ohne Zuhilfenahme seiner Hände entfernen können! Sollte dies trotzdem möglich sein, kann natürlich jederzeit die Matrize plus thermoplastischem Kunststoff wieder, wie gehabt, erhitzt und neu angepasst werden.

19. Erhöhung der Retention durch mehr thermoplastisches Material oder NTI-tss „Standard breit"

20. Nach Entnahme des NTI Kontrolle und gegebenenfalls Finieren

21. Angenehmes Gleiten bei sämtlichen horizontalen Bewegungen sollte möglich sein.

22. Patient wird über Benutzung des Gerätes und dessen Pflege aufgeklärt (Wichtig: Patienteninformation mitgeben!).

Beim Kontrolltermin nach zirka drei bis vier Tagen sollte überprüft werden, ob der Patient mit der Bisserhöhung zurecht kommt und ob Gingivaprobleme aufgetreten sind. Außerdem wird der Patient nach erhöhter Zahnsensibilität befragt.

Ein nächster Kontrolltermin erfolgt nach zirka zwei Wochen, um zu prüfen, ob durch neuromuskuläre Funktionsverbesserung eventuell jetzt posteriore Kontakte oder Eckzahnkontakte möglich sind. Es können durchaus zu diesem Zeitpunkt noch keine bemerkenswerten Veränderungen, welche die Schmerzproblematik betreffen, spürbar sein. Bestellen Sie den Patienten nach sechs Wochen wieder ein.

!

Wichtig:

Zu Beginn der Behandlung sollten Sie die Schmerzintensität anhand einer visuellen Analogskala (siehe Materialliste im „Anhang" S. 237 ff.) oder einer numerischen Ratingskala festlegen. Bei Reevaluierung haben Sie dann ein objektives Messinstrument, um festzustellen, ob die Behandlung erfolgreich verläuft.

Kritische Fragen

Frage: Elongation der Seitenzähne?
Antwort: Da das NTI tagsüber nicht getragen wird, reicht die Zeit nicht, um Zähne elongieren zu lassen. Dafür wären mindestens acht Tage ständigen Tragens nötig (Kinoshita et al. 1982).

Frage: Intrusion der Frontzähne?
Antwort: Nein, da die Beißkraft während der Tragezeit deutlich vermindert ist.

Frage: Besteht Aspirationsgefahr?
Antwort: Nicht bei genügend Retention.

Frage: Können Schmerzen an den antagonistischen Frontzähnen auftreten?
Antwort: Ja, wenn die Krafteinleitung des NTI nicht in Achsrichtung der antagonistischen Fronzähne gewählt wird oder nach neuromuskulärer Umorganisation doch Kontakte der Eckzähne oder posterior bestehen.

Frage: Wie viel Zeit verstreicht, bis die Schmerzsymptome verschwinden?
Antwort: Dies ist individuell unterschiedlich. Von mehreren Stunden bis mehreren Wochen ist alles möglich.

Troubleshooting

Problem: Patient kann das NTI-System trotz guter Retention mit der Zunge und den Lippen lockern.
Lösung: Lingualen Angriffspunkt der „Rampe" mit Fräse kürzen.

Problem: Retention ist zu stark.
Lösung: Interdentalsepten vorsichtig reduzieren.

Problem: Druck auf gingivale Gewebe ist zu stark.
Lösung: Thermoplastisches Material zurückschleifen.

Problem: Patient kann exzentrisch „aussteigen".
Lösung: Verlängerung des diskludierenden Elementes mit Kunststoff

Problem: Patient berichtet von „juckenden Zähnen".
Erklärung: Durch die Entlastung der Zähne anhand des NTI wird eine desmodontale Adaption hervorgerufen, die sich bei manchen Patienten in „juckenden Zähnen" äußert.

Problem: Schmerzende Kiefergelenke
Lösung: Da die wahrscheinliche Ursache eine zu starke Vertikalisation ist, empfiehlt sich die Bisserhöhung durch Beschleifen des NTI abzusenken. Sollte keine Besserung auftreten: Absetzen des NTI

Problem: Schmerzende oder empfindliche Gegenkieferfrontzähne
Mögliche Erklärung 1: Krafteinleitung nicht in Achsenrichtung → Angulation des NTI verändern
Mögliche Erklärung 2: Durch die neuromuskuläre Reorganisation sind posteriore Kontakte möglich. → NTI neu einstellen oder Kontakte entfernen (*Cave*: Irreversible Maßnahme!)

Problem: Patient berichtet nach mehreren Wochen Tragezeit, dass immer noch Schmerzen vorhanden seien.
Mögliche Erklärung 1: Oftmals ist eine völlige Eliminierung von Kopf- und/oder Gesichtsschmerzen nicht möglich. Patienten vergessen aber die Stärke ihrer Schmerzen zu Beginn der Behandlung sehr schnell. → Visuelle oder numerische Skalen benützen.
Mögliche Erklärung 2: Patient trägt NTI nicht wie empfohlen.
Mögliche Erklärung 3: Eventuell sollte NTI tagsüber statt nachts getragen werden. → Katamnese erstellen
Mögliche Erklärung 4: Falsche Diagnose → Erneute Diagnosefindung

Bewertung   *Schlussfolgerung*: Die derzeit verfügbaren Daten legen nahe, dass mit dem NTI-tss-Aufbissbehelf bei den Indikationen Bruxismus sowie Kiefermuskelschmerzen eine Symptomverbesserung in ähnlichem Ausmaß erzielt wird wie mit einer Okklusionsschiene. Dagegen beherrschen für andere Aspekte (z. B. chronische Kopfschmerzen) weitgehend unbelegte Aussagen die Diskussionen (Stapelmann und Türp 2008, weitere Informationen unter www.e-motion.eu.com).

Kieferrelationsbestimmung mit NTI-tss

Eine weitere Indikation für das NTI-System ist die Kieferrelationsbestimmung.

Nachdem der Patient das NTI-tss mehrere Nächte ohne Probleme getragen hat, setzt er es abends wie gewohnt ein und entfernt es nicht bis zum Praxistermin am nächsten Morgen. Damit wird eine neuromuskuläre Deprogrammierung erreicht und eine Autoreposition der Kondylen angestrebt.

Deprogrammierung/
Methode 2

> Methode 2 = Deprogrammierung mit NTI-tss
> (Methode 1 siehe S. 124 ff.)

!

Der Behandler ist jetzt völlig frei in seiner Methode, die zentrische Kondylenposition zu registrieren. In der Praxis des Autors kommt folgende Methode zum Einsatz:

1. Patient wird auf einen normalen Stuhl gesetzt.

2. Patient sitzt aufrecht, Winkel zwischen Ober- und Unterschenkel zirka 100 Grad.

3. Die Bisshebung sollte so minimal wie möglich sein (eventuell NTI vorher soweit zurückschleifen, bis gewünschte vertikale Höhe erreicht ist).

4. Patienten zirka zehnmal entspannt auf NTI „klappern" lassen.

5. Nach dem letzten Kontakt Patient anweisen, in dieser Position zu verharren. Erfragen, ob Position angenehm. (*Cave*: Patient soll nur mit den Händen antworten, sonst wird Position verändert!)

6. LuxaBite® (siehe „Materialliste" im Anhang S. 237 ff.) zwischen rechte und linke Seitenzahnreihe aus Kartusche einbringen. (LuxaBite®

ist ein Kunststoff, deshalb sparsam umgehen. Nicht in unter sich gehende Stellen spritzen und nur wenig Material verwenden, um die Polymerisationsschrumpfung gering zu halten!)

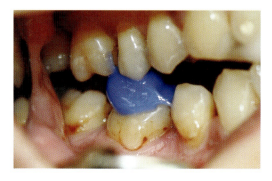

Abb. 66
LuxaBite® im Seiten-
zahnbereich

7. Zirka zwei Minuten warten.

8. Kiefer öffnen lassen, NTI entnehmen.

9. In Impressionen wieder einsteigen lassen und Material wieder sparsam zwischen die Frontzähne spritzen, zwei Minuten warten. Resultat sind drei Registrate, die im Labor eine perfekte Zuordnung von Ober- und Unterkiefer zulassen (*Cave*: LuxaBite® ist nur fräs- und nicht schneidbar. Sämtliche Interdentalsepten müssen entfernt werden. Es bleiben nur Höckerimpressionen und Schneidekantenimpressionen.)

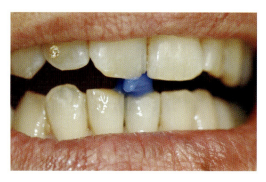

Abb. 67
LuxaBite® im Frontzahn-
bereich

Akupunktur

Ein Blick in die Literatur offenbart das Dilemma, in dem sich die Akupunktur derzeitig befindet. Nicht nur bei diversen Erkrankungen, sondern auch bei CMD-Patienten mit Schmerzen zeigen sich die unterschiedlichsten wissenschaftlichen Erkenntnisse. Bemängelt werden vor allem die unterschiedlichen Studienbedingungen (zum Teil nicht verblindet, nicht randomisiert etc.) (Feine und Thomason 2006). Dass die Ergebnisse schwer zu interpretieren sind liegt an folgenden Problemen:

Wissenschaftliche Erkenntnisse unklar

- Sham-Akupunktur (falsche Punkte, sehr geringe Stichtiefe, keine Nadelstimulation) auch Placeboakupunktur, ist oftmals ähnlich effektiv wie Verum-Akupunktur (richtige Akupunktur). Dies würde bedeuten, dass Akupunktur unspezifisch wirkt (Endres et al. 2007).

- In groß angelegten Studien (z. B. GERAC) ist die tatsächliche Punktwahl der Therapeuten nicht nachprüfbar.

- Es existiert eine Unzahl von Nadelkombinationen.

- Bei der Akupunktur spielt die Arzt-Patientenbeziehung eine große Rolle.

- Eine klare Diagnose ist in vielen Fällen nicht ersichtlich.

- Erwartungen von Patienten beeinflussen Akupunktureffekte (Linde et al. 2007).

Dass Studien auf hohem Niveau dringend benötigt werden, zeigt eine Studie von Lungenhausen et al. (2005): Ärzte überschätzen in Bezug auf Schmerzen deutlich den Therapieerfolg. Dies relativiert natürlich die Berichte über den Erfolg der Schmerzakupunktur.

Für den Allgemeinzahnarzt scheint bei Kiefergelenksschmerzen und myofaszialen Schmerzen (Smith et al. 2007) trotz der oben erwähnten Probleme die Akupunktur sinnvoll (Empfehlung des Interdisziplinären Arbeitskreises für Mund- und Gesichtsschmerzen der Deutschen Gesellschaft zum Studium des Schmerzes DGSS, Adresse siehe Anhang S. 235 f.).

Für Allgemeinzahnarzt sinnvoll

Zu wenige Zahnärzte wissen allerdings von der Existenz der „MAPS". Hinter dieser Abkürzung verbirgt sich der Ausdruck Mikro-Aku-Punkt-Systeme. Zu den bekanntesten gehören die Ohr- und die Mundaku-punktur (Gleditsch 2004), die eine überschaubare und praktikable Möglichkeit im Praxisalltag bieten. In einer randomisierten, placebo-kontrollierten Studie konnte bei CMD-Patientinnen eine signifikante Sofortwirkung der Akupunktur und Mikrosystem-Akupunktur bestätigt werden (Simma-Kletschka et al. 2009).

Wirkmechanismen der Akupunktur

- periphere Ausschüttung von Substanz P und CGRP mit Erhöhung der lokalen Durchblutung

- lokale Effekte auf Fibroblasten, Kollagenfasern und Faszien

- direkte detonisierende Wirkungen auf Muskeltriggerpunkte

- Wirkungen auf Viszeralorgane

- zentrale Freisetzung von Beta-Endorphin, Metenkephalin, Dynorphin, Orphanin Q und Endomorphin, Serotonin, Noradrenalin, GABA, D-Phenylalanin, Neurokinin A, Neuropeptid Y

- Aktivierung der deszendierenden Schmerzhemmung

- Aktivierung von Hemmsystemen auf spinaler Ebene

- zerebrale Wirkungen

(nach Stör und Irnich 2009)

Die Deutsche Ärztegesellschaft für Akupunktur bietet ständig für Zahnärzte Kurse an, die speziell auf die Erfordernisse dieses Berufs-standes zugeschnitten sind (Adresse siehe Anhang S. 235 f.).

Matrix-Rhythmus-Therapie (MaRhyThe®)

Die Matrix-Rhythmus-Therapie ist eine tiefenwirksame rhythmische Mikro-Extensionstechnik. Dabei wird von folgenden theoretischen Grundlagen ausgegangen (Randoll 2009):

- Zellen in allen biologischen Systemen sind lebenslang „partiell synchronisiert" und so entstehen „kooperierende Rhythmen" ganzer Organe.

- Der Zellmetabolismus ist einerseits von Rhythmen abhängig und erzeugt andererseits auch Rhythmen.

- Die Skelettmuskulatur ist stärkster „Taktgeber" mikrozirkulatorischer Prozesse und ein anhaltender Verlust dieser kohärenzbildenden Rhythmik mit nachfolgender Chaotisierung zellulärer und extrazellulärer Matrix-Prozesse findet nach und nach seinen strukturellen Niederschlag (Kontraktionsrückstände).

Simeon et al. (2009) unterstützen die Hypothese, nach der mit Geräten, eingestellt auf die adäquaten Frequenzen, Muskelzellen synchronisiert werden können.

Muskelzellen synchronisieren

Bei der Matrix-Rhythmus-Therapie wird der Resonator des Gerätes (Abb. 68) auf die zu behandelnden Stellen aufgebracht. Durch phasensynchrone, magneto-mechanische Schwingungen von zirka 8 bis 12 Hz werden die physiologischen Prozesse normalisiert (Randoll und Henning 2008). Somit können Schmerzphänomene bei CMD-Patienten durch Eliminierung von Mikrokontrakturen im Bindegewebe der Kaumuskulatur und des Kiefergelenkes beseitigt werden (Wühr 2008).

Weitere Informationen unter: www.marhythe-systems.de

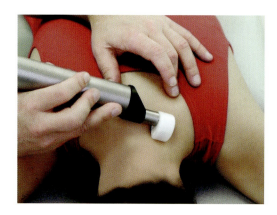

Abb. 68
Resonator

Kieferorthopädie

Kieferorthopädie scheint bis auf wenige Ausnahmen CMD-Patienten weder zu verursachen noch zu heilen (Madsen 2006). Henrikson und Nilner (2003) untersuchten in einer prospektiven Longitudinalstudie 65 Mädchen mit Klasse II-Okklusion (die während der Studie kieferorthopädisch festsitzend behandelt wurden), 58 Mädchen mit Klasse II-Okklusion (ohne Behandlung) und 60 Mädchen mit eugnather Verzahnung. Folgende Schlüsse wurden von den Autoren gezogen:

1. Kieferorthopädische Behandlung (mit oder ohne Extraktion) erhöhte nicht die Prävalenz von CMD-Symptomen und verschlechterte auch nicht die vor der Behandlung angegebenen Symptome.

2. CMD-Symptome fluktuierten in allen drei Gruppen in einer nicht voraussagbaren Art und Weise. Die Okklusion könnte einen Beitrag zur Entwicklung von CMD-Symptomen liefern.

3. Die starke Fluktuation der CMD-Beschwerden legt ein konservatives Herangehen bei der Behandlung nahe.

Weitere verfügbare Studien (Egermark et al. 2003, Mohlin et al. 2004, Mc Namara et al. 1995, Imai et al. 2000, Conti et al. 2003) liefern ähnliche Ergebnisse. Daraus folgt: Ein Zusammenhang zwischen CMD-Symptomen und kieferorthopädischer Behandlung ist aufgrund der verfügbaren Datenlage nicht herzustellen.

Einschleifmaßnahmen

Die Debatte um Einschleifmaßnahmen bei CMD-Patienten wird zuweilen hitzig und polemisch geführt. Dies ist für den Praktiker in höchstem Maße unbefriedigend. Oftmals desaströs ist nach Erfahrungen des Autors das *systematische* Einschleifen für den Patienten, wenngleich Kirveskari und Jämsä (2009) durch die Eliminierung okklusaler Interferenzen bei symptomlosen Frauen die Wahrscheinlichkeit von Symptomen im Kopf- und zervikobrachialen Bereich innerhalb einer Vierjahresstudie senken konnten. Sicherlich müssen weitere Studien den Stellenwert dieser Arbeit bestätigen.

!

Derzeitige Empfehlungen für die Praxis:

- Systematisches Einschleifen ist nicht empfehlenswert (Türp 2003).

- Iatrogen bedingte okklusale Vorkontakte können nach Eingliederung einer Restauration eingeschliffen werden (Türp 2003).

- Diese Einschleifmaßnahmen sollten nach dem Jankelson'schen Konzept der Coronoplastik ablaufen (Messinger 1999) (Abb. 69a–d).

- Stohler (1997) sieht außerdem als Indikation für selektive Einschleifmaßnahmen eine zum Stillstand gekommene Kiefergelenkarthropathie, die durch Resorptionen der Kondylen einen anterior offenen Biss verursacht hat.

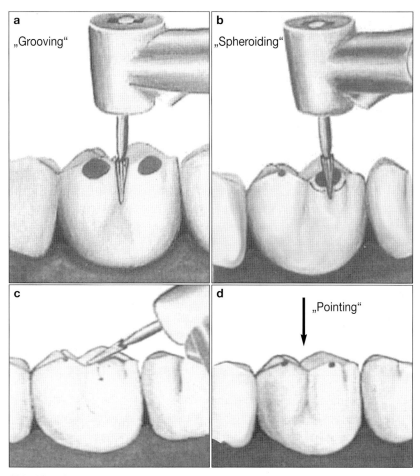

Abb. 69 a–d
Einschleifen nach Jankelson
a)   Grooving: „Einflugsschneißen" schaffen
b)   Spheroiding: Vermeiden von planen Interferenzen
c–d) Pointing: Traumatische Auslenkbewegung wird verhindert.

Für Interessierte an dieser Technik sei auf Messinger (1999) verwiesen.

Psychologische Therapieverfahren

GCPS/
GCS III/IV

Psychosoziale Faktoren müssen bei Patienten mit Schweregrad III und IV im GCPS/GCS (siehe „Psychosoziales Screening" S. 97 ff.) auf jeden Fall berücksichtigt werden.

Kognitive Verhaltenstherapie

Hier bietet sich als Therapieverfahren die kognitive Verhaltenstherapie an. Sie hilft dem Patienten durch Erlernen neuer Bewältigungsstrategien, seine Reaktion auf schmerzauslösende oder -verstärkende Situationen zu ändern und eine positive, bewältigende Einstellung gegenüber dem Schmerz aufzubauen (Palla 2003). Der Therapeut versucht, die Selbsthilfestrategien des Patienten (Ressourcen) zu finden und zu unterstützen.

Auf der Basis einer modernen Verhaltenstherapie sollte ein Patient befähigt werden, einzelne Maßnahmen zur Bewältigung individueller Schwierigkeiten kompetent und effektiv umzusetzen (Reinecker 2001).

Veränderung
des Schmerzmodells

Von enormer Bedeutung ist die Veränderung des Schmerzmodells des Patienten. Dessen rein somatische Sichtweise, die von Hoffnungslosigkeit, Kontrollverlust und Angst überlagert wird, muss durchbrochen und umstrukturiert werden, um ein neues Verhalten zu etablieren.

Kompetente Psychologische Schmerztherapeuten erhalten Mitglieder bei der Deutschen Gesellschaft für Psychologische Schmerztherapie und Forschung (DGPSF, Adresse siehe Anhang S. 235 f.).

Interessant in diesem Zusammenhang ist, dass chronische Schmerzpatienten zu über 90 Prozent unzureichend diagnostizierte und therapierte Begleiterscheinungen aufweisen. Meistens werden psychische Schmerzfaktoren von den Patienten kategorisch abgelehnt (Michel et al. 2007).

Hypnose

Um Missverständnissen vorzubeugen: Medizinische Hypnose ist nicht zu verwechseln mit der Showhypnose, die allerorts effektheischend und marktschreierisch dargeboten wird. Medizinische Hypnose ist ein Trancezustand und die Aufmerksamkeit des Hypnotisierten ist nach innen gerichtet. In diesem Zustand ist der Mensch wesentlich empfänglicher für Suggestionen (Bierbach 2002). Schmierer (2002) berichtet von nachlassender Muskelspannung und Sinken der Schmerzempfindlichkeit unter Hypnose und ähnlichen Entspannungsverfahren und sieht aufgrund jahrelanger Erfahrung die Indikation insbesondere bei Myoarthropathien gegeben. Die positiven Effekte auf Schmerzintensität und Psyche bestätigen auch Abrahamsen et al. 2009. Diese Einschätzung kann der Autor, selbst hypnotisch tätig, nur unterstreichen.

Trancezustand, nach innen gerichtete Aufmerksamkeit

Die Effektivität der hypnotischen Intervention hängt im Wesentlichen von der Empfänglichkeit und Suggestibilität des Patienten ab (Okeson 2005). Das Fantastische dieser Methode sind die geringen Nebenwirkungen (wenn überhaupt solche auftreten) und die Möglichkeit zur Selbsthypnose.

Effektivität der Hypnose

Laborstudien (Peter 2004) zeigen, dass

- Hypnose besser wirkt als Entspannung.

- Hypnose besser wirkt als Placebo.

- hypnotische Trance zumindest für Hochsuggestible hilfreich ist.

- Hypnose die affektive und sensorische Schmerzkomponente beeinflusst.

- die Hypnotisierbarkeit den Erfolg hypnotischer Schmerzkontrolle beeinflusst.

Weitere Informationen bietet die Homepage der Deutschen Gesellschaft Zahnärztliche Hypnose (DGZH, Adresse siehe „Anhang" S. 235 f.).

Botulinumtoxin A

Reduktion von
muskulären
Gesichts-
schmerzen

Die Reduktion von muskulären Gesichtsschmerzen durch Injektionen von BTX A in die betreffenden Muskeln scheint gesichert (Seedorf et al. 2005 und Umstadt 2004).

Botulinumtoxin A ist neurotoxisch und führt zu einer irreversiblen prä-synaptischen Blockade an motorischen Endplatten. Das Resultat ist ein Muskel, der sich nicht mehr kontrahieren kann. Dieser Zustand hält zirka drei bis vier Monate an.

Außerdem wird diskutiert, dass Botulinumtoxin A auch das parasym-pathische Nervensystem blockieren kann (Okeson 2005). Diese Thera-pieoption ist in der Hand eines routinierten Schmerztherapeuten unter EMG-Kontrolle eine wertvolle Maßnahme bei konservativ nicht in den Griff zu bekommenden schmerzhaften Störungen der Muskelfunktion und bei Migräne.

Chirurgie

Die Indikationen für Eingriffe am Kiefergelenk sind aufgrund der doch zahlreichen konservativen Therapiemöglichkeiten sehr eng zu stellen. Trotzdem gibt es natürlich Situationen, die nur chirurgisch befriedigend zu lösen sind. Randzio (1993) wies auf die verschiedenen Behandlungsmöglichkeiten hin und Reich (1995) gibt die Indikation zur operativen Therapie bei höchstens vier Prozent der Patienten an.

Selten indiziert

Neue Möglichkeiten mit minimalinvasiven Verfahren haben auch in der Kiefergelenkchirurgie Einzug gehalten; so beschreiben Kaduk et al. (2004) die arthroskopische Behandlung von Diskusdislokationen mittels Wasserstrahlskalpell.

Die Arthrozentese (Gelenkpunktion) schließlich wird als effektive Therapie bei Kiefergelenkschmerz angesehen (Wiesend et al. 2006) und durch eine Lavage des Gelenkraumes können proteolytische Enzyme nicht nur aus der Gelenkflüssigkeit, sondern auch aus tieferen Schichten der Synovia und des Gelenkknorpels entfernt werden (Ewers 2008).

Als Leitkriterium für eine chirurgische Maßnahme nennt Neff (2003) den therapierefraktären Verlauf einer kraniomandibulären Dysfunktion mit erheblicher Beschwerdesymptomatik.

Leitkriterium: therapierefraktärer Verlauf

Für weitergehend Interessierte sei auf die Internetseiten der Arbeitsgemeinschaft der Wissenschaftlichen Medizinischen Fachgesellschaften e.V. (AWMF, Adresse siehe „Anhang" S. 235 f.) hingewiesen (in der „Stichwort-Suche" unter www.leitlinien.net ist „Kiefergelenkchirurgie" einzugeben).

7
Besondere Behandlungsmethoden

Restaurative Maßnahmen

Prothetik

Langzeit-
provisorien

Sollte eine Schienentherapie nicht möglich sein, ist mit Langzeitpro-
visorien zu arbeiten, sofern aus prothetischen Gründen die Anfertigung von Zahnersatz notwendig ist.

> Es gilt der eherne Grundsatz: Vor Schmerzfreiheit keine irreversiblen
> Maßnahmen!

Adaptive Phase
erreichen

Bei Funktionsstörungen ohne Schmerzen, also so genannten kompensierten Patienten (gelbe Patienten, siehe „Adaptation und Kompensation" S. 52 f.) wird versucht, die adaptive Phase zu erreichen.
Gelingt dies nicht, ist die kompensierte Phase zu sichern (siehe unten).

Umsetzung Schienenposition in Restauration

1. Gesichtsbogen ist obligat, Zahntechniker sollte bereit stehen.

2. Zur Sicherung der Vertikalen in HIKP höchste Stelle der Gingivagirlande eines Frontzahnes im Oberkiefer und tiefste Stelle der
   Gingivagirlande des Antagonisten mit Schieblehre (siehe Materialliste im „Anhang" S. 237 ff.) abmessen und notieren!

3. Feinregistrierung der Schienenposition mit GC Bite Compound/
   LuxaBite® (siehe Materialliste im „Anhang" S. 237 ff.) (auf Schiene
   auftragen und in Zentrik registrieren).

4. Zähne im Kiefer, welche die Schiene tragen, sukzessive beschleifen und Schiene Zahn für Zahn mit Compound/LuxaBite® unter-
   füttern.

5. Ziel dieser Prozedur ist die perfekte Passgenauigkeit der Schiene
   auf den präparierten Stümpfen, ohne die Kieferrelation zu verlie-
   ren.

6. Gegenkiefer strategisch beschleifen (distale Zähne und Frontab-stützung unbeschliffen lassen, dann Compound/LuxaBite®-Regis-trat nehmen und übrige Zähne beschleifen).

7. Zahntechniker artikuliert Meistermodelle mit Schienenregistrat ein und fertigt Provisorien auf dublierten Modellen an. (Zähne werden solange mit Guttapercha, siehe Materialliste im „Anhang" S. 237 ff., und Temp Bond abgedeckt.)

Bei diesem Aufwand ist es ratsam, zuerst Langzeitpovisorien temporär einzusetzen, um durch Remontagen eventuelle Ungenauigkeiten zu beseitigen.

Bei der endgültigen Arbeit kann dann wie bei einer Quadrantensanie-rung vorgegangen werden.

Präventive Prothetik

Bei kompensierten Patienten, die nicht in das Stadium der Adaptation zu bringen sind, bei adaptierten Patienten präventiv und immer dann, wenn die habituelle Interkuspidation unverändert übernommen wer-den soll, darf die Stützzone *nie* aufgehoben werden.

Dazu hat sich folgendes von Wise (1996) beschriebenes Verfahren be-währt: **Bewährtes Vorgehen**

1. Distalsten Zahn so präparieren, dass zentrischer Stopp stehen bleibt (Abb. 70). (Dazu vorher Kontaktpunkte anfärben.)

2. Abformung wie üblich

3. Provisorium ist an der Stelle des Stopps perforiert (Abb. 71).

4. Zahntechniker zieht Folie über den Stumpf und entfernt den Stopp (Abb. 72a–b).

5. Beim Einsetzen wird die Folie über den präparierten Zahn gezogen und der Stopp entfernt (Abb. 73).

6. Durch Einsetzen der Restauration wird die Kondylenposition nicht verändert.

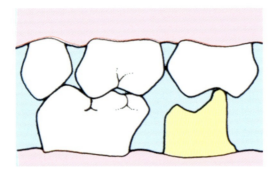

Abb. 70
Belassen des zentrischen Stopps

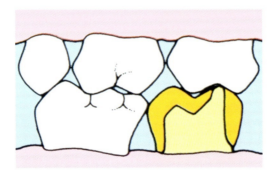

Abb. 71
Perforiertes Provisorium

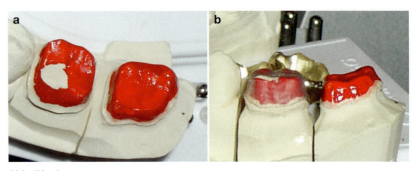

Abb. 72a–b
a) Entfernen des Stopps im Labor
b) Folie im Labor vorbereitet

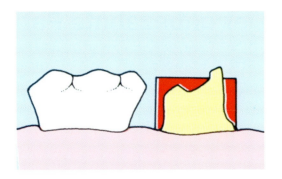

Abb. 73
Vor dem Einsetzen wird der
Stopp entfernt.

Konservierende Zahnheilkunde

Durch die moderne Adhäsivtechnik motiviert, werden sicher viele
Kollegen, auch aus finanziellen Gründen, die Indikationen für Füllungen erweitern. Aber auch mit diesen konservierenden Maßnahmen
können irreversible Kondylenlagen provoziert werden. Amalgamsanie-
rungen, bei denen mehrere Quadranten in einer Sitzung neu versorgt
werden, bergen eine erhebliche Gefahr in sich. Hier ist auch eine vorherige Okklusionsüberprüfung zu fordern, um festzustellen, ob sich
die habituellen Kontakte auf Zahnhartsubstanz oder auf Füllungen befinden. Auch wenn es aus Gründen der Ökonomie und Ergonomie ratsam erscheint, ist es aus gelenkprophylaktischen Gründen nicht
immer sinnvoll, Quadranten-, Halbseiten- oder Komplettrestaurierun-
gen durchzuführen.

Okklusions-
überprüfung
vor Sanierung
ratsam

Der unbezahnte Patient

Selten schmerz-
hafte CMD

Funktionsstörungen beim Totalprothesenträger werden zu einem extrem hohen Prozentsatz beobachtet, während schmerzhafte kraniomandibuläre Dysfunktionen bei dieser Patientenklientel relativ selten anzutreffen sind. Diskutiert werden zwei Gründe. So tragen zum einen sehr wenige Frauen im reproduktionsfähigen Alter, das als Hauptrisikofaktor gilt, Totalprothesen. Zum anderen könnte auch der Wegfall der nozizeptiven dentalen Afferenzen zu einer Umstrukturierung oder Desensibilisierung von zentralen neuronalen Strukturen führen.

Nichtsdestotrotz kann auch der Zahnlose nach den in diesem Buch beschriebenen Prinzipien untersucht, diagnostiziert und behandelt werden. Auch Totalprothesen können beispielsweise zur Vertikalisierung mit einer Schiene überzogen werden (Schrenker 2003) (Abb. 74).

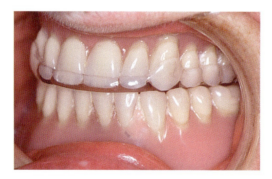

Abb. 74
Totalprothesen mit Schiene

Notfallbehandlung/Schmerzmanagement

Nicht immer ist in der täglichen Praxis Zeit für eine ausführliche klinische Funktionsanalyse. Auch beim CMD-Patienten muss man auf eine Exazerbation eines schon lange schwelenden Problems gefasst sein. Was tun, wenn solche Patienten im ungünstigsten Augenblick in die Praxis kommen? Andere vorbestellte Patienten warten lassen? Dem GKV-Patienten mit Schmerzen erklären, dass die Behandlung privat liquidiert werden muss? Überweisung zum Spezialisten?

Für diese Fälle empfiehlt sich folgendes Vorgehen:

1. Kurze Anamnese

2. CMD-Screening (Handelt es sich wirklich um myoarthropathischen Schmerz?)

3. Differenzialdiagnosen!

4. Bei CMD-Verdacht oder zum Ausschluss anderer Diagnosen Aqualizer oder NTI-tss einsetzen.

5. Medikamente einsetzen (siehe „Medikamentöse Therapie" S. 159 ff.)

6. TENS-Gerät mit nach Hause geben.

7. Feuchtwarme Umschläge empfehlen.

8. Patient über die Harmlosigkeit seiner temporären Schmerzen aufklären.

Empfohlenes Vorgehen

Es ist äußerst wichtig, multimodal zu behandeln! Möglichst viele der oben genannten Maßnahmen gleichzeitig ergreifen! Patienten möglichst früh wieder einbestellen und ihn darauf hinweisen, dass die Therapie vielleicht einige Tage braucht, um zu wirken. Nach Abklingen der Beschwerden sobald als möglich Mindestdiagnostik durchführen.

Multimodal behandeln

> Der Zahnarzt darf sich nicht zu irreversiblen Maßnahmen hinreißen lassen! Die meisten CMD-Schmerzen sind selbstlimitierend!

!

8
Fakten und Mythen

Die Diagnostik und Behandlung von CMD-Patienten wird vor allem auch in Deutschland sehr kontrovers diskutiert. Im Folgenden werden „Meinungen" und „Glaubenssätze" hinterfragt und wissenschaftliche Daten zu den Schlagwörtern „Schienentherapie", „Bruxismus" und „Evidenzbasierte wissenschaftliche Empfehlungen" zu Rate gezogen.

Schienentherapie

Aussage: Zur Entlastung und Kaudalverlagerung des Kiefergelenkes ist eine Distraktionsschiene, Pivotschiene, Hypomochlion etc. nötig.

Diese Behauptung kann mit gutem Gewissen in Frage gestellt werden. Eine Stabilisationsschiene oder Relaxierungsschiene erfüllt den Zweck ebenso (Demling et al. 2008a, Linsen et al. 2008, Scholz et al. 2009).

Aussage: Knirschen und Pressen kann mit Aufbissschienen behandelt werden.

Für diese Behauptung gibt es keine Beweise. Eine Schiene, gleich welcher Art, schützt nur die Zahnsubstanz (Macedo et al. 2007).

Aussage: Das Schienendesign (Zentrikschiene, Stabilisationschiene, harte Schiene etc.) ist für die Behandlung von CMD-Patienten von größter Wichtigkeit.

Das Schienendesign wird nicht mehr als die ausschließliche Einflussgröße bei der Behandlung von CMD gesehen. Faktoren wie Zeit, Patienteninstruktionen, Behandlerfähigkeiten und korrekte Indikationsstellungen spielen für den Behandlungserfolg ebenfalls eine entscheidende Rolle (Ordelheide und Bernhardt 2009). Von einem bestimmten Schienentyp abhängige Effekte lassen sich bisher nicht nachweisen (Schindler und Türp 2008, Nilsson et al. 2009).

Bruxismus

Aussage: Bruxismus ist pathologisch und muss behandelt werden.

Diese undifferenzierte Aussage muss deutlich relativiert werden. Knirschen und Pressen hat sowohl einen physiologischen als auch einen pathophysiologischen Charakter (Sato und Slavicek 2009). Bruxismus scheint zur Reduzierung stressbedingter Krankheiten eine wichtige Rolle zu spielen. Die darauf zurückzuführenden Zahnhartsubstanzdefekte werden in nächster Zeit sicherlich eines der größten Probleme der modernen Zahnheilkunde sein.

Evidenzbasierte wissenschaftliche Empfehlungen

Aussage: Es gibt keine einheitlichen wissenschaftlichen Empfehlungen bei CMD-Patienten.

Systematische Übersichtsarbeiten empfehlen bei CMD-Beschwerden ein zurückhaltendes reversibles Vorgehen mit Aufklärung des Patienten, Schienentherapie, Physiotherapie, medikamentöser Behandlung etc. (Selms et al. 2009).

Anhang

Beispiel einer klinischen Funktionsanalyse

Klinische Funktionsanalyse

1. **Muster Hans**   **4.9.66**
   Name   Geburtsdatum

2. **3.8.2007**   3.   ☒ 1-U   ☐ Folge-U [ ]   ☐ Abschluss-U
   Datum

4. ☒ Schmerzen   ☒ Knacken-Reiben   ☒ Einschränkungen   ☐ vor ZE

   ☐ Haken   ☐ Blockieren   ☒ Okklusionsstörung   ☒ z.n. ZE

   rechtes Kiefergelenk

5. Hyperaktivität

Attrition Front		Attrition Seite	X	Keilförm. Def.	X
Rezessionen	X	Wangenbeißen		Lippenbeißen	
Zungenbeißen	X	Stillman-Spalten		McCall Girlanden	
Zahnlockerung		...		...	

6. Myofaszialer Schmerz

	Schmerz	
	R	L
Temporalis posterior	+	0
Temporalis medialis	+	+
Temporalis anterior	0	X
Masseter superficialis	+	X
Temporalissehne intraoral	+	+

7. Dyskoordination

Aktiv			Schmerz	
	Dyskoord.	Ausmaß	R	L
Protrusion	+	7	0	0
Kieferöffnung	+	46	0	0
UK nach links	+	3	0	X
Uk nach rechts	+	8	0	0

8. Einschränkung Kieferöffnung

Kond. Transl.		Passiv	Schmerz		Endgefühl
R	L	Ausmaß	R	L	☐ hart
!	!	52	0	X	☒ weich

9. Krepitation

		R	L
Krepitation	nein		

10. Krepitation mit Schmerz

		R	L
Krepitation mit Schmerz	nein		

11. Passive Kompression

DK: ☒   DK: ☒

D: ☒   D: ☒

12. Deviation/Deflektion
Öffnung UK (mm)

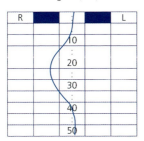

13. GCPS/GCS

GCPS/GCS = ...11...

Sonstige Bemerkungen

Vor zirka 7 Monaten wurden mehrere Kronen
eingegliedert, die massiv eingeschliffen worden
sind. Seitdem auch Schmerzen im Nacken.

Strukturdiagnose		Funktionsstörung		Schienentherapie	
	Osteoarthrose	X	Hyperaktivität	X	Entspannung
	Osteoarthritis	X	Dyskoordination		Stabilisierung
X	ADL mit Reposition	X	Deviation		Oberkiefer
	ADV ohne Reposition		Deflektion	X	Unterkiefer
X	Kapsulitis			**Überweisung/Verordnung**	
	Kondylusluxation			X	Physiotherapie
	Lig. laterale			X	Orthopädie
X	Myofaszialer Schmerz				HNO
X	Einschränkung				Neurologie
X	Insertionstendopathie				Radiologie
					Psychotherapie

Literatur

Abrahamsen, R., Zachariae, R., Svensson, P.: Effect of a hypnosis on oral function and psychological factors in temporomandibular disorder patients. J Oral Rehabil 36: 556–570 (2009)

Abubaker, A. O.: TMJ Arthritis. In: *Laskin D. M., Greene C. S., Hylander W. L.*: Temporo-mandibular disorders: an evidence-based approach to diagnosis and treatment. Quintes-senz Publishing Co. Inc., Chicago 2006: 229-248

Adachi, N., Matsumoto, S., Tokuhisa, M., Kobayashi, K., Yamada, T.: Antibodies against mycobacterial antigens in the synovial fluid of patients with temporomandibular disorders. J Dent Res 79: 1752–1757 (2000)

Ahlers, M. O., Jakstat, H. O: Funktionsstörungen des Kauorgans – Funktionelle Anatomie. In: *Ahlers, M. O., Jakstat, H. O.* (Hrsg.): Klinische Funktionsanalyse. Interdisziplinäres Vorgehen mit optimierten Befundbögen. dentaConcept Verlag, Hamburg 2000a: 61–79

Ahlers, M. O., Jakstat, H. O.: Zahnärztliche instrumentelle Funktinosdiagnostik. In: *Ahlers, M. O., Jakstat, H. O.* (Hrsg.): Klinische Funktionsanalyse. Interdisziplinäres Vorgehen mit optimierten Befundbögen. dentaConcept Verlag, Hamburg 2000b: 445–478

Ahlers, M. O.: Restaurative Zahnheilkunde mit dem Artex-System. 2. Aufl., dentaConcept Verlag, Hamburg 1998

Alanen, P.: Occlusion and Temporomandibular disorders (TMD): Still unsolved question? J Dent Res 81, 8: 518–519 (2002)

Augustoni, D.: Craniosacral Rhythmus. Praxisbuch zu einer sanften Körpertherapie. 3. Aufl., Heinrich Hugendubel Verlag, Kreuzlingen/München 2000

Azad, S. C., Zieglgänsberger, W.: Was wissen wir über die Chronifizierung von Schmerz? Schmerz 17: 441–444 (2003)

Bader S.: Die Bedeutung der Knochenszintigraphie in der Diagnostik der kondylären Hyperplasie des Kiefergelenks. Inaugural-Dissertation zur Erlangung des Doktorgrades der Hohen Medizinischen Fakultät der Rheinischen Friedrich-Wilhelms-Universität Bonn 2007

Baerwald, C.: Schmerz bei rheumatischen Erkrankungen. In: *Junker, U., Nolte, T.* (Hrsg.): Grundlagen der Speziellen Schmerztherapie. Urban & Vogel Verlag, München 2005: 587–596

Bandura, A.: Self-efficacy: The exercise of control. Freeman, New York 1997

Bandura, A.: Self-efficacy: toward a unifying theory of behavioral change. Psychol Rev 84: 151–215 (1977)

Becker, R.: Erkrankungen der Kiefer- und Gesichtsnerven. In: *Horch, H. H.*: Praxis der Zahnheilkunde 10/I. Mund-Kiefer-Gesichtschirurgie I. 2. Aufl., Urban & Schwarzenberg Verlag, München 1990, 159–209

Bernhardt, O.: Neue Aspekte bei der Diagnostik und Therapie funktioneller Störungen des Kauorgans. DFZ 2: 43–46 (2002)

Bierbach, E.: Naturheilpraxis Heute. Urban & Fischer Verlag, München/Jena 2002

Bouquot, J. E., Roberts, A.: NICO (neuralgia inducing cavitational osteonecrosis): Radiographic appearance of the „invisible" osteomyelitis. Oral Surg Oral Med Oral Pathol 74: 600 (1992)

Brooks, S. L., Brand, J. W., Gibbs, S. J., Hollender, L. G., Lurie, A. G., Omnell, K. A., West-esson, P. L., White, S. C.: Imaging of the temporomandibular joint – a position paper of the American Academy of Oral and Maxillofacial Radiology. Oral Surg Oral Med Oral Pathol Oral Radiol Endod 83: 609–618 (1997)

Bumann, A., Lotzmann, U.: Funktionsdiagnostik und Therapieprinzipien. Farbatlanten der Zahnmedizin. Georg Thieme Verlag, Stuttgart/New York 2000

Busch, V., May, A.: Kopf- und Gesichtsschmerzen. Urban & Fischer Verlag, München 2002

Buytendijk, F. J. J.: Über den Schmerz. Hans Huber, Bern 1948: 128

Christiansen, G.: Persönliche Kommunikation 2004

Clark, T. C., Minakuchi, H.: Oral Appliances. In: *Laskin D. M., Greene C. S., Hylander W. L.*: Temporomandibular disorders: an evidence-based approach to diagnosis and treatment. Quintessenz Publishing Co. Inc., Chicago 2006: 377–390

Clegg, D. O., Reda, D. J., Harris, C. L., Klein, M. A., O'dell, J. R., Hooper, M. M., Bradley, J. D., Bingham, C. O. 3rd, Weisman, M. H., Jackson, C. G., Lane, N. E., Cush, J. J., More-land, L. W., Schumacher, H. R. Jr., Oddis, C. V., Wolfe, F., Molitor, J. A., Yocum, D. E., Schnitzer, T. J., Furst, D. E., Sawitzke, A. D., Shi, H., Brandt, K. D., Moskowitz, R. W., Williams, H. J.: Glucosamine, chondroitin sulfate, and the two in combination for painful knee osteoarthritis. In: New Engl J Med. 354, 8: 795–808 (2006)

Conti, A., Freitas, M., Conti, P., José Henriques, J., Janson, G.: Relationship between signs and symptoms of temporomandibular disorders and orthodontic treatment: a cross-sectional study. Angle Orthod 73, 4: 411–417 (2003)

Costen, J. B.: A syndrom of ear and sinus symptoms dependent upon disturbed function of the temporomandibular joint. Ann Otol Rhinol Laryngol 43: 1 (1934)

Crider, A. B., Glaros, A. G.: A meta-analysis of EMG biofeedback treatment of temporomandibular disorders. J Orofac Pain 13: 29–37 (1999)

Danner, H. W., Sander, M.: Orthopädische und physiotherapeutische Konsiliarbehandlungen bei CMD. Zahnärztliche Mitteilungen 22: 72–81 (2004)

Daubländer, M.: QST im Rahmen der Differentialdiagnostik chronischer Kiefer- und Gesichtsschmerzen. Abstract zum Deutschen Schmerzkongress vom 08. Oktober–11. Oktober 2008 in Berlin

Demling, A., Ismail, F., Fauska, K., Schwestka-Polly, R., Stiesch-Scholz, M.: Änderung der Kondylenposition nach Eingliederung verschiedener Okklusionsschienen. DZZ 63, 11: 749–754 (2008a)

Demling, A., Ismail, F., Heßling, K., Fink, M., Stiesch-Scholz, M.: Pilotstudie zum Einfluss von physikalischer Therapie auf objektive und subjektive Parameter bei CMD. Deutsche Zahnärztliche Zeitschrift 63, 3: 190–200 (2008b)

Demling, A., Stiesch-Scholz, M.: Reproduzierbarkeit elektronisch registrierter Funktionsparameter bei Patienten und Probanden. Vortrag auf der 37. Jahrestagung der Arbeitsgemeinschaft für Funktionsdiagnostik und Therapie (AFDT) vom 26.10.–27.10.2004 in Bad Homburg

Derra, C.: Plazebowirkung bei Schmerz. Abstract zum gleichlautenden Vortrag auf dem Deutschen Schmerzkongress 2003 vom 8.10.–12.10. in Münster. In: Der Schmerz. Suppl 1, Band 17 (2003)

Diener, H.-C., Katsarava, Z., Eikermann, A.: Wenn der Schädel brummt. Trigeminoautonome Kopfschmerzen (TACS). Zahnärztliche Mitteilungen 23: 54–59 (2004)

Dietrich, S., Lechner, K.-H.: Tinnitus und kraniomandibuläre Dysfunktionen: ein interdisziplinäres Problem. Bayerisches Zahnärzteblatt 12: 39–41 (2003)

Dionne, R. A.: Pharmacologic approaches. In: *Laskin D. M., Greene C. S., Hylander W. L.*: Temporomandibular disorders: an evidence-based approach to diagnosis and treatment. Quintessenz Publishing Co. Inc., Chicago 2006: 347–357

Dionne, R. A. (Hrsg.): Temporomandibular disorders and related pain conditions. Vol. 4, IASP Press, Seattle 1995, 175

Dworkin, S. F., LeResche, L.: Research diagnostic criteria for temporomandibular disorders: review, criteria, examination and specifications, critique. J Craniomandib Disord Facial Oral Pain 6: 301–355 (1992)

Dworkin, S. F.: Behavioral characteristics of chronic temporomandibular disorders: diagnosis and assessment. In: *Sessle, B. J., Bryant, P. S., Dionne, R. A.* (Hrsg.): Temporomandibular disorders and related pain conditions. Vol. 4, IASP Press, Seattle 1995, 175

Egermark, J., Magnusson, T., Carlsson, G. E.: A 20-year follow-up of signs and symptoms of temporomandibular disorders and malocclusions in subjects with and without orthodontic treatment in childhood. Angle Orthod 73, 2: 109–115 (2003)

Endres, H. G., Diener, H. C., Maier, C., Böwing, G., Trampisch, H. J., Zenz, M.: Acupuncture for the Treatment of Chronic Headaches. Dtsch. Ärztebl 104, 3: A-114/B-105/C-101 (2007)

Entrup, W.: Therapeutische Zahnverblockungen – ein allgemeinmedizinisches Risiko? Ein Forschungsaufruf! Vortrag auf der 37. Jahrestagung der Arbeitsgemeinschaft für Funktionsdiagnostik und Therapie (AFDT) vom 26.11.–27. 11. 2004 in Bad Homburg

Ernst, E.: Evaluation of complementary/alternative medicine. Z. ärztl. Fortbild. Qual. Gesundh.wes. 101: 313–315 (2007)

Ewers, R.: Schienentherapie – und was dann – Kiefergelenkchirurgie. Vortrag auf dem 41. Jahrestag der Deutschen Gesellschaft für Funktionsdiagnostik und Therapie (DGFDT) vom 28.–29.11 2008 in Bad Homburg

Feine, J. S., Thomason J. M.: Physical Medicin. In: *Laskin D. M., Greene C. S., Hylander W. L.*: Temporomandibular disorders: an evidence-based approach to diagnosis and treatment. Quintessenz Publishing Co. Inc., Chicago 2006: 359–375

Ferrario, V. F., Sforza, C., Miani, A., Serrao, G., Tartaglia, G.: Open-close movements in the human temporomandibular joint: does a pure rotation around the intercondylar hinge axis exist? J Oral Rehabil 23, 6: 401–408 (1996)

Feuerstein, T. J.: Antidepressiva zur Therapie chronischer Schmerzen. Metaanalyse. Schmerz 3: 1–13 (1997)

Fiedler, S.: Lösungsorientierte Funktionsdiagnostik und Hypnose. Deutsche Zeitschrift für zahnärztliche Hypnose 5: 17–30 (2004)

Fields, H. L.: Pain syndromes in neurology. Butterworths 1990

Fink, M., Stiesch-Scholz, M., Tschernitschek, H., Wähling, K.: Einfluss von Okklusionsstörungen auf Zervikal- und Lenden-Becken-Hüft-Region. Vortrag auf der 36. Jahrestagung der Arbeitsgemeinschaft für Funktionsdiagnostik und Therapie (AFDT) vom 28. 11.–29. 11. 2003 in Bad Homburg

Flor, H., Birbaumer, N.: Comparison of the efficacy of electromyographic biofeedback, cognitive-behavioral therapy, and conservative medical interventions in the treatment of chronic musculoskeletal pain. J Consult Clin Psychol 61: 653–658 (1993)

Freesmeyer, W. B.: Okklusionsschienen. Zahnärztliche Mitteilungen 22: 50–60 (2004)

Freesmeyer, W. B.: Zahnärztliche Funktionstherapie. Carl Hanser Verlag, München/Wien 1993

Fuhr, K., Reiber, T.: Das okklusale Konzept. In: *Hupfauf, L.* (Hrsg.): Praxis der Zahnheilkunde 5. Festsitzender Zahnersatz, 3. Aufl., 177–194 (1993)

Fußnegger, M. R.: Medikamentöse Therapie bei craniomandibulären Dysfunktionen. ZM 22: 62 (2004)

Gallo, L. M., Airoldi, G. B., Airoldi, R. L., Palla, S.: Description of mandibular finite helical axis pathways in asymptomatic subjects. J Dent Res 76: 704–712 (1997)

Gaus, H.: Schmerztherapie. In: Wühr, E.: Kraniofaziale Orthopädie. Ein interdisziplinäres Konzept zur Diagnostik und Therapie von Patienten mit Muskel- und Gelenkschmerzen innerhalb und außerhalb des Kraniomandibulären Systems. Verlag für Ganzheitliche Medizin Dr. Erich Wühr GmbH, Bad Kötzting 2008: 321–384

Geber, C., Scherens, A., Pfau, D., Nestler, N., Zenz, M., Tölle, T., Baron, R., Treede, RD., Maier, C.: Zertifizierungsrichtlinien für QST-Labore. Schmerz 23: 65–69 (2009)

Gerber, W.-D., Hasenbring, M.: Chronische Gesichtsschmerzen. In: *Basler, H.-D., Franz, C., Kröner-Herwig, B., Rehfisch, H. P., Seemann, H.* (Hrsg.): Psychologische Schmerztherapie, 4. Aufl., Springer, Berlin/Heidelberg/New York 2000

Gerbershagen, H. U.: Der schwierige Schmerzpatient in der Zahnmedizin. Diagnostischer und therapeutischer Prozeß. Georg Thieme Verlag, Stuttgart/New York 1995

Gesch, D., Bernhardt, O., Kodo, T., John, U., Hensel, E., Alte, D.: Association of malocclusion and functional occlusion with signs of temporomandibular disorders in adults: results of the population-based Study of Health in Pomerania. Orthod 74: 512–520 (2004)

Glaesener, J. J.: Physikalisch-medizinische Therapiemaßnahmen. In: *Schockenhoff, B.* (Hrsg.): Spezielle Schmerztherapie. Urban und Fischer Verlag, München 2002: 207–226

Gleditsch, J. M.: Akupunktur in der Therapie der craniomandibulären Dysfunktion. In: *Schöttl, R., Losert-Bruggner, B.*: ICCMO-Kompendium 2004. International College of Cranio-Mandibular Orthopedics, Sektion Deutschland, e.V., Rastatt, o. J., 47–52

Gossrau, G., Reichmann, H., Sabatowski, R.: Elektrophysiologische Messverfahren in der Schmerztherapie. Schmerz 22: 471–481 (2008)

Greene C. S.: The Role of Technology in TMD Diagnosis. In: *Laskin D. M., Greene C. S., Hylander W. L.*: Temporomandibular disorders: an evidence-based approach to diagnosis and treatment. Quintessenz Publishing Co. Inc., Chicago 2006: 193–202

Gröbli, C., Dejung, B.: Nichtmedikamentöse Therapie myofaszialer Schmerzen. Schmerz 17: 475–480 (2003)

Groot Landeweer, G.: Manuelle Funktions- und Strukturanalyse. Kursskript 2002a

Groot Landeweer, G.: Persönliche Kommunikation 2002b

Großklaus, R.: Sinn und Unsinn von Nahrungsergänzungsmitteln. Bundesinstitut für Risikobewertung, www.bfr.bund.de (2007)

Gutowski, A.: Kompendium der Zahnheilkunde. 8. Aufl., o. O. 2003

Hanke, B. A., Motschall, E., Türp, J. C.: Association between orthopedic and dental findings: What level of evidence is available? / Bein, Becken, Kopf, Wirbelsäule und zahnmedizinische Befunde – welches Evidenzniveau liegt vor? J Orofac Orthop / Fortschr Kieferorthop 68: 91–107 (2007)

Hautzinger, M., Bailer, M.: Allgemeine Depressions-Skala. Manual. Beltz Test, Göttingen 1992

Hellsing, G., Hellsing, E., Eliasson, S.: The hinge axis concept: a radiographic study of its relevance. J Prosthet Dent 73, 1: 60–64 (1995)

Henrikson, T., Nilner, M.: Temporomandibular disorders, occlusion and orthodontic treatment. J Orthod 30, 2: 129–137 (2003)

Huettel, S. A., Mack, P. B., McCorthy, G.: Perceiving Patterns in random series: dynamic processing of sequence in prefrontal cortex. Nature Neuroscience 5: 485–490 (2002)

Hugger, A., Grubensek, M., Hugger, S., Assheuer, J., Bollmann, F., Stüttgen, U.: Veränderung der Kondylenposition unter Einsatz von Distraktionsschienen. Gibt es einen distraktiven Effekt? Vortrag auf der 36. Jahrestagung der Arbeitsgemeinschaft für Funktionsdiagnostik und Therapie (AFDT) vom 28.10.–29.10. 2003 in Bad Homburg

Hugger A., Hugger S., Schindler H. J., Türp J. C.: Myoarthropathien des Kausystems: XVI-Diagnostik: Bildgebung jenseits der Panoramaschichtaufnahme. Zahn Prax 10, 2: 106–111 (2007)

Hugger, A., Göbel, H., Schilgen, M. (Hrsg.): Anhang. In: dies.: Gesichts- und Kopfschmerzen aus interdisziplinärer Sicht. Springer Verlag, Berlin 2006: 247–265

Hugger, A., Schindler, H. J., Böhner, W., Nilges, P., Sommer, C., Türp, J. C., Hugger, S.: Therapie bei Arthralgie der Kiefergelenke. Empfehlungen zum klinischen Management. Schmerz 21: 116–130 (2007)

Hugger, A.: Arthralgie der Kiefergelenke. In: *Hugger, A., Göbel, H., Schilgen, M. (Hrsg.)*: Gesichts- und Kopfschmerzen aus interdisziplinärer Sicht. Springer Verlag, Berlin 2006: 77–90

Hugger, A.: Bildgebende Diagnostik bei Schmerzsymptomatik im Kiefergelenkbereich. Der Schmerz. Band 16 Sonderdruck: Orofazialer Schmerz 5: 355–364 (2002)

Hugger, A.: Gelenknahe elektronische Erfassung der Unterkieferfunktion und ihre Umsetzung in den Artikulator: klinisch-experimentelle Untersuchungen an Probanden und Patienten. Habilitationsschrift, Quintessenz, Berlin 2000

Hugger, A.: Vortrag auf der ICCMO-Wintertagung 2005. 04.02.–06.02.2005 in Würzburg

Imai, T., Okamoto, T., Kaneko, T., Umeda, K., Yamamoto, T., Nakamura, S.: Long-term follow-up of clinical symptoms in TMD patients who underwent occlusal reconstruction by orthodontic treatment. Eur J Orthodont 22, 1: 61–67 (2000)

Isberg, A., Westesson, P. L.: Steepness of articular eminence and movement of the condyle and disk in asymptomatic temporomandibular joints. Oral Surg Oral Med Oral Pathol Oral Radiol Endod 86: 152–157 (1998)

Jakstat, H. A., Ahlers, M. O.: Zur Reproduktionsgenauigkeit der Montage in den Artikulator mit Hilfe eines arbiträren Gesichtsbogens oder nach Mittelwerten. Vortrag auf der 36. Jahrestagung der Arbeitsgemeinschaft für Funktionsdiagnostik und Therapie (AFDT) vom 28.10.–29.10.2003 in Bad Homburg

Janzen, W.: Persönliche Kommunikation 2000

Jasinevicius, T. R., Gellowitz, J. A., Vaughan, G. G.: Centric relation definitions taught in 7 dental schools: Results of faculty and student surveys. J Prostodont, 9: 87–94 (2000)

Kaduk, W., Wolf, E., Sümnig, W.: Arthroskopische dorsale Kiefergelenkbandplastik mittels Wasserstrahlskalpell bei Diskusdislokationen. Vortrag auf der 37. Jahrestagung der Arbeitsgemeinschaft für Funktionsdiagnostik und Therapie (AFDT) vom 26.10.–27.10.2004 in Bad Homburg

Kares, H., Schindler, H., Schöttl, R.: Der etwas andere Kopf- und Gesichtsschmerz. International College Of Cranio-Mandibular Orthopedics (ICCMO-Deutschland) 2001

Kato, M. T., Kogawa, E. M., Santos, C. N., Conti, P. C. R.: TENS and low-level laser therapy in the management of temporomandibular disorders. J. Appl. Oral Sci 14, 2: 130–135 (2006)

Kern, K. U.: Neuropathische Schmerzen. In: *Junker, U., Nolte, T.* (Hrsg.): Grundlagen der Speziellen Schmerztherapie. Urban & Vogel Verlag, München 2005: 506–527

Kirveskari, P., Jämsä, T.: Health risk from occlusal interferences in females. Eur J Orthod. 31, 5: 490–495 (2009)

Klinger, R.: Der Placebo-Effekt in der Schmerztherapie. Vortrag auf dem Deutschen Schmerzkongress 2004 vom 6.10.–10.10. 2004 in Leipzig

Kinoshita, Y., Tonooka, K., Chiba, M. et al.: The effect or hypofunction on the mechanical properties of the periodontium in the rat mandibular first molar. Arch Oral Biol. 27, 10: 881–885 (1982)

Koeck, B., Lückerath, W.: Das Kiefergelenk in der bildgebenden Darstellung. In: *Koeck, B.* (Hrsg.): Funktionsstörungen des Kauorgans. Praxis der Zahnheilkunde 8, 3. Aufl., Urban & Schwarzenberg, München/Wien/Baltimore 1995, 151–174

Köneke, C.: Tinnitus-Behandlung mit CMD-Therapie. Zahnarzt Wirtschaft Praxis 10: 82–86 (2004)

Kononen, M., Wenneberg, B.: Systemic conditions Affecting the TMJ. In: *Laskin D. M., Greene C. S., Hylander W. L.*: Temporomandibular disorders: an evidence-based approach to diagnosis and treatment. Quintessenz Publishing Co. Inc., Chicago 2006: 137–146

Kopp, S., Plato, G., Friedrichs, A., Pfaff, G., Langbein, U.: Okklusion und Wirbelsäule. Bayerisches Zahnärzteblatt 10: 43–45 (2004)

Kopp, S.: Medical Management of TMD Arthritis. In: *Laskin D. M., Greene C. S., Hylander W. L.*: Temporomandibular disorders: an evidence-based approach to diagnosis and treatment. Quintessenz Publishing Co. Inc., Chicago 2006: 441–453

Kordaß, B., Hugger, A.: Bildgebende Untersuchungsverfahren. In: *Ahlers, M. O., Jakstat, H. O.* (Hrsg.): Klinische Funktionsanalyse. Interdisziplinäres Vorgehen mit optimierten Befundbögen. dentaConcept Verlag, Hamburg 2000, 375–404

Korioth, T. W. P.: Simulated Physics of the Human Mandible. In: *McNeill, C.*: Science and Practice of Occlusion. Quintessence Publishing Co. Inc., Chicago 1997: 179–186

Korn, H. J.: Biofeedback und zahnmedizinische Behandlungsansätze bei temporo-mandibulären Störungen und Bruxismus. Verhaltenstherapie 15: 94–102 (2005)

Kornhuber, J., Bleich, S., Wiltfang, J., Maler, M., Parsons, C. G.: Flupirtine shows functional NMDA receptor antagonism by enhancing Mg^{2+} block via activation of voltage independent potassium channels. J Neural Transm 106: 857–867 (1999)

Kreissl, M. E., Overlach, F., Birkner, K., Türp, J. C.: Ärztliches Erstgespräch bei Patientinnen mit chronischen Gesichtsschmerzen. Schmerz 18: 286–299 (2004)

Kropp, P., Niederberger, U.: Verhaltensmedizinische Therapieverfahren. In: *Schockenhoff, B.* (Hrsg.): Spezielle Schmerztherapie. 2. Aufl., Urban & Fischer Verlag, München/Jena 2002, 151–177

Laage, v. d. D., Willenbrink, H.-J.: Stimulationsverfahren. In: *Schockenhoff, B.* (Hrsg.): Spezielle Schmerztherapie. 2. Aufl., Urban & Fischer Verlag, München/Jena 2002, 179–194

Lang, H. W.: Persönliche Kommunikation 2005

Laskin, D. M.: Internal derangements. In: *Laskin D. M., Greene C. S., Hylander W. L.*: Temporomandibular disorders: an evidence-based approach to diagnosis and treatment. Quintessenz Publishing Co. Inc., Chicago 2006: 249–254

Leder, S.: Probleme mit Craniomandibulären Dysfunktionen (CMD). Seminarunterlagen. Freier Verband Deutscher Zahnärzte e.V. Institut für Ökonomische Praxisführung 2001

Leder, S.: Management von CMD-Patienten. die dental praxis XXIV, 9/10: 255–260 (2007)

Leder, S.: Kompendium Funktionsstörungen erkennen und behandeln. Selbstverlag, Erding 2008.

Linde, K., Witt, C. M., Streng, A., Weidenhammer, W., Wagenpfeil, S., Brinkhaus, B., Willich, S. N., Melchart, D.: The Impact of Patient Expectations on Outcomes in Four Randomized Controlled Trials of Acupuncture in Patients with Chronic Pain. Pain 128: 264–271 (2007)

Linsen, S., Grüner, M., Schmidt-Beer, U., Koeck, B.: Veränderung der Kondylenposition unter Einsatz verschiedener Schienentypen mit und ohne Kopf-Kinnkappe. DZZ 63, 11: 755–761 (2008)

Lobbezoo, F., Lavigne, G.: Do bruxism and temporomandibular disorders have a cause-and-effect-relationship? J Orofac Pain 11: 15–23 (1997)

Losert-Bruggner, B.: Unterstützende Therapie von Haltungsstörungen im Körper- und Kieferbereich. Skript 2001

Losert-Bruggner, B.: Elektroakupunktur in der CMD-Therapie. GZM Praxis und Wissenschaft 13. Jg., 2: 12–15 (2008)

Lown, B.: Die verlorene Kunst des Heilens. 2. Aufl., Schattauer Verlag, Stuttgart/New York 2004

Lund, J. P., Donga, R., Widmer, C. G., Stohler, C. S.: The pain-adaption model: a discussion of the relationship between chronic musculoskeletal pain and motor activity. Can J Physiol Pharmacol 91: 683–994 (1991)

Lungenhausen, M., Endres, H. G., Kukuk, P., Schaub, C., Maier, C., Zenz, M.: Überschätzen Ärzte die Effekte der Akupunkturbehandlung? Schmerz 19: 506–512 (2005)

Macedo, CR., Silva AB., Machado, MA., Saconato, H., Prado, GF.: Occlusal splints for treating sleep bruxism (tooth grinding). Cochrane Database of Systematic Review, issue 4: Art No. CD005514 (2007)

Madsen, H.: Myoarthropathien des Kausystems und kieferorthopädische Behandlung – wie viel funktionelle Untersuchung ist sinnvoll? Inf Orthod Kieferorthop 38: 91–96 (2006)

McGettigan, P., Henry, D.: Cardiovascular risk and inhibition of cyclooxygenase: A systematic review of observational studies of selective and nonselective inhibitors of cyclooxygenase 2. JAMA 296:1633–1644 (2006)

Maier, C., Überall, M. A.: Coxibe – Fortschritt oder Skandal? Büchse der Pandora oder Segen? Ein Appell für eine rationale Diskussion. Schmerz 18: 447–450 (2004)

Marx, A.: Grundlagen der Schmerztherapie. In: *Schockenhoff, B.* (Hrsg.): Spezielle Schmerztherapie. 2. Aufl., Urban & Fischer, München/Jena 2002, 3–21

Maug, C., Hoffmann, S., Gerlach, A., Colak-Ekici, R., Evers, S., Rist, F., Wolowski, A.: Okklusale Störungen als Prädiktor der Masseteraktivierung durch eine psychologische Stressbedingung. Ein interdisziplinäres Forschungsprojekt. ZMK-Klinik, Westfälische Wilhelms-Universität Münster. DGZMK/BZÄK/Dentsply Förderpreis 2007. Poster am Deutschen Zahnärztetag 2007 und zur 131. Jahrestagung der Deutschen Gesellschaft für Zahn-, Mund- und Kieferheilkunde (DGZMK) gemeinsam mit der Deutschen Gesellschaft für Zahnerhaltung (DGZ)

Maurus, B.: Somatoforme Störungen psychologisch richtig behandeln. Schmerztherapie 24. Jg., 4: 12–14 (2008)

Mense, S., Pongratz, D.: Neue Einsichten in die Besonderheiten des Muskelschmerzes. Schmerz 17: 397–398 (2003)

Merill, R. L.: Differential diagnosis of orofacial pain. In: *Laskin D. M., Greene C. S., Hylander W. L.*: Temporomandibular disorders: an evidence-based approach to diagnosis and treatment. Quintessenz Publishing Co. Inc., Chicago 2006: 299–317

Messinger, H.: ICCMO-Brief Januar 1999, 1

Messinger, H.: Neuromuskuläre Kauflächengestaltung durch Vermeidung okklusaler Interferenzen. ICCMO-Brief, Jahrgang 6, 1: 12–14 (1999)

Meyer, N.: Persönliche Kommunikation 2004

Michalowicz, B. S., Philstrom, B. L., Hodges, J. S., Bouchard, T. J. Jr.: No heritability of temporomandibular joint signs and symptoms. J Dent Res 79: 1573–1578 (2000)

Michel, S., Günther, K. P., Joraschky, P., Reichmann, H., Koch, T., Eberlein-Gonska, M.: Interdisziplinarität in der chronischen Schmerztherapie – Etablierung eines neuen fachübergreifenden Zentrums am Universitätsklinikum Dresden auf der Grundlage eines Vertrages zur integrierten Versorgung. Z ärztl Fortbild Qual Gesundh.wes 101: 165–171 (2007)

Mohlin, B. O., Derweduwen, K., Pilley, R., Kingdon, A., Shaw, W. C. Kenealy, P.: Malocclusion and Temporomandibular Disorder: A Comparison of Adolescents with Moderate to Severe Dysfunction with those without Signs and Symptoms of Temporomandibular Disorder and Their Further Development to 30 Years of Age. Angle Orthod 74, 3: 319–327 (2004)

Müller-Schwefe, G.: Persönliche Kommunikation 2002

Mc Namara, J. A. jr., Seligman, D. A., Okeson, J. P.: Occlusion, othodontic treatment and temporomandibular disorder: a review. Orofac Pain 9, 1: 73–90 (1995)

Neff, A.: Therapiekonzepte bei Bewegungsstörungen des Kiefergelenks. Von Botox bis Zügelplastik – Ergänzungen und Alternativen zum Aufbißbehelf. Bayerisches Zahnärzteblatt 12: 36–38 (2003)

Neuhuber, W. L.: Die Nacken-Kiefer-Balance. In: *Schöttl, R., Losert-Bruggner, B.*: ICCMO-Kompendium. Internationonal College of Cranio-Mandibular Orthopedics, Sektion Deutschland, e.V., Schuhstr. 35, 91052 Erlangen 2004,17–23

Nicolakis, P., Erdogmus, B., Kopf, A., Schmid-Schwap, M., Ebenbichler, G., Fialka, V.: Effektivität von Heilgymnastik in der Behandlung der anterioren Discusverlagerung ohne Reposition: Langzeitergebnisse von 17 Patienten. Stomatologie 98: 141–143 (2001)

Niedermeier, W., Hellmich, M., Arzuyan, S., Hugger, A., Hugger, S., Morneburg, T., Sherif, L, Widmaier, W., Wessling, F.: Reliabilität elektronisch registrierter Funktionsparameter. Vortrag auf der 36. Jahrestagung der Arbeitsgemeinschaft für Funktionsdiagnostik und Therapie (AFDT) vom 28.10.–29.10.2003 in Bad Homburg

Nilges, P.: Psychosoziale Aspekte bei CMD. Vortrag auf der ICCMO-Wintertagung 2005 vom 04.02.2005–06.02.2005 in Würzburg

Nilges, P.: Psychosoziale Faktoren bei Gesichtsschmerz. Schmerz 16: 365–372 (2002)

Nilsson H., Limchaichana, N., Nilner, M., Ekberg, EC.: Short-term treatment of a resilient appliance in TMD pain patients: a randomized controlled trial. J Oral Rehabil 36: 547–555 (2009)

Okeson, J. P.: Bell's orofacial pains: the clinical management of orofacial pain. 6. Aufl., Quintessenz, Chicago 2005

Okeson, J. P.: Gerneral Considerations in Managing Orofacial Pains. In: ders.: Bell's Orofacial Pain. The Clinical Management of Orofacial Pain. Quintessenz Publishing Co. Inc., Chicago 2005b: 197–239

Okeson, J. P.: Neuropathic Pains. In: ders.: Bell's Orofacial Pain. The Clinical Management of Orofacial Pain. Quintessenz Publishing Co. Inc., Chicago 2005c: 449-517

Okeson, J. P.: Orofacial Pain. Guidelines for assessment, diagnosis, and management. Quintessenz, Chicago 1996, 122

Okeson, J. P.: Principles of Pain Diagnosis. In: ders.: Bell's Orofacial Pain. The Clinical Management of Orofacial Pain. Quintessenz Publishing Co. Inc., Chicago 2005a: 141–196

Okeson, J. P.: Temporomandibular Joint Pains. In: ders.: Bell's Orofacial Pain. The Clinical Management of Orofacial Pain. Quintessenz Publishing Co. Inc., Chicago 2005d: 329–379

Olivo, S. A., Magee, D. J., Parfitt, M., Major, P., Thie, N. M. R.: The Association between the Cervical Spine, the stomatognathic System and craniofacial pain: A critical review. J Orofac Pain 20, 4: 271–287 (2006)

Ordelheide, A., Bernhardt, O.: Die Wirksamkeit von Okklusionsschienen zur Therapie kraniomandibulärer Dysfunktionen – eine Übersicht nationaler und internationaler Publikationen. Zeitschrift für kraniomandibuläre Funktion 1, 4: 323–338 (2009)

Palla, S.: Myoarthropathischer Schmerz: oft verkannt. Schmerz 17: 425–431 (2003)

Palla, S.: Prinzipielles zur Therapie der Myoarthropathien. In: *Palla, S.* (Hrsg.): Myoarthropathien des Kausystems und orofaziale Schmerzen. Klinik für Kaufunktionsstörungen und Totalprothetik, Universität Zürich 1998, 145

Pasler, F. A.: Zahnärztliche Radiologie. 3. Aufl., Georg Thieme Verlag, Stuttgart 1995

Paulus, W., Evers, S., May, A., Steude, U., Wolowski, A., Pfaffenrath, V.: Therapie und Prophylaxe von Gesichtsneuralgien und anderen Formen der Gesichtsschmerzen. Überarbeitete Empfehlungen der Deutschen Migräne- und Kopfschmerzgesellschaft. Schmerz 17: 74–91 (2003)

Peter, B.: Hypnose. In: Basler, H. D., Franz, C., Kröner-Herwig, B., Rehfisch, H. P.: Psychologische Schmerztherapie. Springer Verlag, Berlin 2004: 567–587

Piehslinger, E., Celar, R., Jager, W., Slavicek, R.: Reproducibility of the condylar reference position. J Orofac Pain 7: 68–75 (1993)

Plesh, O., Gansky, S. A.: Fibromyalgia. In: *Laskin D. M., Greene C. S., Hylander W. L.*: Temporomandibular disorders: an evidence-based approach to diagnosis and treatment. Quintessenz Publishing Co. Inc., Chicago 2006: 335–345

Popovic, M., Effenberger, S., Edinger, D., Ahlers, M. O., Platzer, U.: Einfluss verschiedener Nahrungsmittelkonsistenzen auf Unterkieferbewegungen. Vortrag auf der 37. Jahrestagung der Arbeitsgemeinschaft für Funktionsdiagnostik und Therapie (AFDT) vom 26.10.–27.10.2004 in Bad Homburg

Pröschl, P.: 40 Jahre Kaumuster – Eine wissenschaftliche und klinische Bestandsaufnahme. Vortrag auf der 41. Jahrestagung der Deutschen Gesellschaft für Funktionsdiagnostik und Therapie (DGFDT) vom 28.–29.11.2008 in Bad Homburg

Pschyrembel: Klinisches Wörterbuch. 259. Aufl., Walter de Gruyter Berlin/New York 2002

Ramieri, G., Bonardi, G., Morani, V., Panzica, G. C., Del Tetto, F., Arisio, R., Preti, G.: Development of nerve fibres in the temporomandibular joint of the human fetus. Anat Embryol Berl 194: 57–64 (1996)

Randoll, UG., Hennig, FF.: Muskulatur im Zentrum kraniomandibulärer Funktion. Mikro-Extension durch Matrix-Rhythmus-Therapie. GZM Praxis und Wissenschaft 13. Jg., 1: 26–30 (2008)

Randoll, UG.: Biologische Zeitmuster als Basis rhythmischer Therapien in der Medizin des 21. Jahrhunderts am Beispiel der Matrix-Rhythmus-Therapie (MaRhyThe®). Vortrag auf der 42. Jahrestagung der Deutschen Gesellschaft für Funktionsdiagnostik und Therapie (DGFDT) vom 04.12–05.12.2009 in Bad Homburg

Randzio, J.: Chirurgische Behandlungsmöglichkeiten des Kiefergelenks. In: *Benner, K. U., Fanghänel, J., Kowalewski, R., Kubein-Meesenburg, D., Randzio, J.* (Hrsg.): Morphologie, Funktion und Klinik des Kiefergelenks. Quintessenz, Berlin 1993, 163–174

Reich, R.: Chirurgische Maßnahmen bei Myoarthropathien. In: *Koeck, B.* (Hrsg.): Praxis der Zahnheilkunde 8. Funktionsstörungen des Kauorgans. 3. Aufl., Urban & Schwarzenberg, München/Wien/Baltimore 1995, 341–359

Reichert, T. E., Kunkel, M.: Gelenkchondromatose als Ursache rezidivierender Kiefergelenkbeschwerden. Zahnärztliche Mitteilungen 13: 46–47 (2003)

Reinecker, H.: Verhaltenstherapie: Bewährtes und neue Entwicklungen. Hypnose und Kognition. Band 18, Heft 1 und 2: 29–37 (2001)

Reißmann, D. R., John, M. T.: Ist Kiefergelenkknacken ein Risikofaktor für Schmerzen im Kiefergelenk? Schmerz 21: 101–138 (2007)

Reißmann, DR., John, MT., Schierz, O., Hirsch, C.: Eine Kurzversion der RDC/TMD. Schmerz 23: 618–627 (2009)

Reusch, D., Feyen, H. J.: Instrumentelle Funktionsanalyse mit arbiträrem Bogen. ZMK (17) 10: 552–556 (2001)

Reusch, D., Fischer, H., Lenze, G.: Die dynamische Funktion des Kauorgans. In: *Suckert, R.*: Okklusionskonzepte. 2. Aufl., Verlag Neuer Merkur, München 1999, 119–155

Rief, W., Birbaumer, N.: Grundsätzliches zu Biofeedback. In: dies.: Biofeedback-Therapie. Grundlagen, Indikationen, Kommunikation, praktisches Vorgehen in der Therapie. 2. Auflage. Schattauer GmbH, Stuttgart 2006: 1–7

Richter, U.: Schmerzhafte Funktionsstörungen des Kauorgans. In: *Zöller, B., Zöller, J. E.*: Komplementäre Schmerztherapie in der Zahnheilkunde. Hippokrates Verlag, Stuttgart 1995, 41–56

Roggendorf, H.: Sind Bissregistrierungen reproduzierbar? Zahntech Mag 12, 4: 230–232 (2008)

Rubinstein, B.: Effects of stomatognathic treatment – a retrospective study. In: *Feldmann, H.* (Hrsg.): Proc III Int. Tinnitus Seminar. Harsch, Karlsruhe 1987, 385–388

Rudisch A. R., Bodner G., Kovacs P., Jaschke W., Emshoff R.: Hochauflösende Sonographie des Kiefergelenks: Vergleich mit Kadaverschnitten. Fortschr Röntgenstr: 177 (2005)

Sato, S., Slavicek, R.: Allostase in der Zahnmedizin. Zeitschrift für kraniomandibuläre Funktion 1, 4: 283–294 (2009)

Schade, J. P.: Einführung in die Neurologie. 6. Aufl., Gustav Fischer Verlag, Stuttgart/Jena/New York 1994

Schäfer, M.: Höhere Zentren. In: *Brune, K., Beyer, A., Schäfer, M.* (Hrsg.): Schmerz. Pathophysiologie Pharmakologie Therapie. Springer Verlag 2001, 20–22 (2001a)

Schäfer, M.: Kontrollmechanismen des Schmerzes. In: *Brune, K., Beyer, A., Schäfer, M.* (Hrsg.): Schmerz. Pathophysiologie Pharmakologie Therapie. Springer Verlag 2001, 23–25 (2001b)

Schellenberg, R.: Persönliche Kommunikation 2005

Schellenberg, R.: Verhaltensmedizinische Therapieverfahren. In: Junker, U., Nolte, T. (Hrsg.): Grundlagen der Speziellen Schmerztherapie. Urban & Vogel GmbH, München 2005, 351–361

Schierz, O., John, M. T.: Gibt es einen Zusammenhang zwischen Frontzahnattrition und CMD-Schmerzen? Vortrag auf der 37. Jahrestagung der Arbeitsgemeinschaft für Funktionsdiagnostik und Therapie (AFDT) vom 26.10.–27.10.2004 in Bad Homburg

Schierz, O., Reissmann, DR.: Die elektronische Vermessung der Gelenkbahn. Digital Dental News 2.Jg., September: 14-17 (2008)

von Schilcher C.: Die Position des Condylus Mandibulae – Eine kritische Literaturübersicht. Inaugural-Dissertation zur Erlangung der Doktorwürde der Medizinischen Fakultät der Bayerischen Julius-Maximilians-Universität zu Würzburg 2004

Schindler, H. J.: Die therapeutische Positionierung des Unterkiefers mit ballistischen Schließbewegungen. Eine Pilotstudie. Dtsch Zahnärztl Z 57: 6 (2002)

Schindler, H. J., Türp, J. C.: Kiefermuskelschmerz – Neurobiologische Grundlagen. Schmerz 16: 346–354 (2002)

Schindler, H. J., Türp, J. C.: Myoarthropathie des Kausystems: IV – Kaumuskel- und Kiefergelenksschmerzen. Zahn Prax 8, 6: 304–307 (2005)

Schindler, H. J., Türp, JC.: Funktionelle Besonderheiten der Kaumuskulatur. Klinische Implikationen für die Therapie mit Okklusionsschienen. Zeitschrift für Kraniomandibuläre Funktion Probeheft: 9–28 (2008)

Schindler, H, J., Türp, JC.: Myalgie der Kiefermuskulatur. Schmerz 23: 303–312 (2009)

Schindler, H. J., Türp, J. C., Sommer, C., Kares, H., Nilges, P., Hugger, A.: Therapie bei Schmerzen der Kaumuskulatur. Empfehlungen zum klinischen Management. Schmerz 21: 102–115 (2007)

Schmierer, A.: Behandlung von Myoarthropathien. Ein Bericht aus der Praxis. Hypnose und Kognition. Band 19, Heft 1 und 2: 143–154 (2002)

Schmierer, A.: Die retrusive Surtrusion des Laterotrusionskondylus. Zahnarzt Magazin 4: 24–35 (1991)

Schmitter, M., Leckel, M.: Therapie funktioneller Beschwerden. Wissen kompakt 2: 33–40 (2008)

Scholz, A., Alai-Omid, M., Kirsch, I., Seedorf, H., Heydecke, G.: Kommt es durch den Einsatz eines Hypomochlions zu einer Kiefergelenks-Distraktion? DZZ 64, 10: 600–609 (2009)

Schöps, P.: Physikalische Therapie: Evidenz- oder eminenzbasierte Therapie? Vortrag auf dem Deutschen Schmerzkongress vom 6.10. –10.10.2004 in Leipzig

Schöttl, R.: Neue Horizonte bei der TENS-Therapie. In: *Schöttl, R., Losert-Bruggner, B.*: ICCMO-Kompendium 2004. International College of Cranio-Mandibular Orthopedics, Sektion Deutschland, e.V. 2004, 25–45, Rastatt o. J.

Schrenker, H.: Kompromisse und Grenzen in der Prothetik. Spitta Verlag, Balingen 2003

Schulte, W.: Zur funktionellen Behandlung der Myoarthropathien des Kauorgans: Ein diagnostisches und physiotherapeutisches Programm. Dtsch Zahnärztl Z 25: 422 (1970)

Schwahn, B.: Therapie mit Aufbißschienen. ZMK 7/8: 432 (1999)

Schwenk-von Heimendahl, AA.: Beurteilung des Kurzzeiteffekts transkutaner elektrischer Nervenstimulation (TENS) im Burst-Modus in der Therapie schmerzhafter Kraniomandibulärer Dysfunktionen. Eine randomisierte, placebokontrollierte, prospektive klinische Studie. Dissertation zum Erwerb des Doktorgrades der Zahnheilkunde an der Medizinischen Fakultät der Ludwig-Maximilians-Universität München (2009)

Seedorf, H., Leuwer, R., Bussopulos, A., Fenske, C., Jüde, H. D.: Beeinflussung muskulärer Gesichtsschmerzen durch Botulinumtoxin A. Schmerz 19: 18–25 (2005)

Seeher, W., Clauss, J., Gruber, H., Scholz, A.: Vorstellung eines Diagnostiksystems zur drahtlosen Messung von Bissaktivitäten bei Bruxismus. Vortrag auf der 39. Jahrestagung der Deutschen Gesellschaft für Funktiondiagnostik und Therapie vom 1.–2.Dezember 2006 in Bad Homburg

Seeher, W. D.: Erfahrungsbericht über den Einfluss von Unterkiefer-Aufbissschienen auf die Stabilität der OK-Front. Vortrag auf der 37. Jahrestagung der Arbeitsgemeinschaft für Funktionsdiagnostik und Therapie vom 26.10.–27.10.2004 in Bad Homburg

Seligman, D. A., Pullinger, A. G.: The role of intercuspal relation-ships in temporomandibular disorders: a review. J Craniomandib Disord Facial Oral Pain 5: 96–106 (1991)

Selms, MKA., van, Naeije, M., Zaag, J. van der, Lobbezoo, F.: Myogene temporomandibulaire pijn: behandeln met aandacht! Ned Tijdschr Tandheelkd 116: 260–265 (2009)

Severin, R. M., Thier, D., Stein, M., Walther, E. K., Stark, H.: Einfluß des Funktionszustandes des kraniomandibulären Systems auf die Symptome Dysphagie, Odynophagie und Globus pharyngis. Dtsch Zahnärztl Z 58, 3: 151–155 (2003)

Simeon, B., Serban, R., Petzold, LR.: A model of macroscale deformation and microvibration in sceletal muscle tissue. M2AN 43: 805–823, (2009)

Simma-Kletschka, I., Gleditsch, J., Simma, L., Piehslinger, E.: Mikrosystem-Akupunktur bei craniomandibulärer Schmerzsymptomatik – eine randomisierte kontrollierte Studie Dt Ztschr F Akup 52, 4: 6–11 (2009)

Simons, D. G., Mense, S.: Diagnose und Therapie myofaszialer Triggerpunkte. Schmerz 17: 419–424 (2003)

Slavicek, R.: Das Kauorgan. Gamma Medizinisch-Wissenschaftliche Fortbildungsgesellschaft M B H 2000

Slavicek, R.: Persönliche Kommunikation 2002

Smith, P., Mosscrop, D., Davies, S., Sloan, P., Al-Ani, Z.: The efficacy of acupuncture in the treatment of temporomandibular joint myofascial pain: a randomised controlled trial. J Dent. 35, 3: 259–267 (2007)

Sommer, C.: Patientenkarrieren. Gesichtsschmerz und Neuralgien. Schmerz 18: 385–391 (2004)

Sommer, C.: Pharmakologische Behandlung orofazialer Schmerzen. Schmerz 16: 381–388 (2002)

Spitzer, M.: PET und Placebo. In: *Spitzer M.*: Nervenkitzel. Neue Geschichten vom Gehirn. Suhrkamp Verlag, Frankfurt am Main 2006: 26–29

Stapelmann, H., Türp, JC.: The NTi-tss device for the therapy of bruxism, temporomandibular disorders, and headache-where do we stand? A qualitative systematic review of the literature BMC Oral Health 29, 8: 22 (2008)

Stiefelhagen, P.: Doctorhopping begünstigt die Chronifizierung. Zahnärztliche Mitteilungen 20: 60–62 (2004)

Stienhans, C., Piekartz, H. von, Knust, M.: Kopfpositionsänderungen bei kraniomandibulären Dysfunktionen (CMD) und ihre Messinstrumente. Zeitschrift für kraniomandibuläre Funktion 1,4: 295–321 (2009)

Stohler, C. S.: Clinical decision-making in occlusion: a paradigma shift. In: McNeill, C. (Hrsg.): Science and Practice of Occlusion. Quintessence, Chicago 1997, 294

Stohler, C. S.: Masticatory myalgias. Emphasis on the nerve growth factor-estrogen link. Pain Forum 6: 176–180 (1997)

Stohler, C. S.: Craniofacial pain and motor function: pathogenesis, clinical correlates, and implications. Crit Rev Oral Biol Med 10: 504–518 (1999)

Stohler C. S.: Management of dental occlusion. In: Laskin D. M., Greene C. S., Hylander W. L.: Temporomandibular disorders: an evidence-based approach to diagnosis and treatment. Quintessenz Publishing Co. Inc., Chicago 2006: 403–411

Stohler, C. S., Zarb, G. A.: On the management of temporomandibular disorders: A plea for a low tech, high-prudence therapeutic approach. J Orofac Pain 13, 255–261 (1999)

Stör, W., Irnich, D.: Akupunktur. Grundlagen, Praxis und Evidenz. Schmerz 23: 405–418 (2009)

Strub, J. R., Türp, J. C., Witkowski, S., Hürzeler, M. B., Kern, M.: Curriculum Prothetik. Band I, 2. Aufl., Quintessenz, Berlin 1999

Summ, O., Colak-Ekici, R., Dirkwinkel, M., Giese-Plogmeier, B., Wolowski, A., Evers, S.: Sex differences in the trigeminal and periphal pain perception. Cephalalgia 27: 610 (2007)

Ta, L. E., Dionne, R. A.: Treatment of painful temporomandibular joints with a cyclo-oxygenase-2 inhibitor: A randomised Placebo-controlled comparison of celecoxib to naproxen. Pain 111: 13–21 (2004)

Troulis M. J., Leonard B. K.: Congenital and Developmental Anomalies. In: *Laskin D. M., Greene C. S., Hylander W. L.:* Temporomandibular disorders: an evidence-based approach to diagnosis and treatment. Quintessenz Publishing Co. Inc., Chicago 2006: 421–440

Trullson, M.: Sensory-motor function of human periodontal mechanoreceptors. J. Oral Rehabil. 33: 262–273 (2006)

Turker, K. S., Yang, J., Brodin, P.: Conditions for excitatory or inhibitory masseteric reflexes elicited by tooth pressure in man. Arch.Oral Biol. 42: 121–128 (1997)

Türp, J. C.: Diskusverlagerungen neu überdacht. Dtsch Zahnärztl Z 53: 369–373 (1998)

Türp, J. C.: Okklusionsschienen. Dtsch Zahnärztl Z 57, 7: 393–395 (2002a)

Türp, J. C.: Über-, Unter- und Fehlversorgung in der Funktionsdiagnostik und -therapie – Beispiele, Gefahren, Gründe – Teil I. Schweiz Monatsschr Zahnmed 112: 819–823 (2002b)

Türp, J. C.: Über-, Unter- und Fehlversorgung in der Funktionsdiagnostik und -therapie. Teil II. Schweiz Monatsschr Zahnmed 112: 909–915 (2002c)

Türp, J. C.: Ist die systematische okklusale Einschleiftherapie eine sinnvolle Maßnahme für die Behandlung und Prävention kraniomandibulärer Dysfunktionen? Dtsch Zahnärztl Z 58, 11: 612–613 (2003)

Türp, J. C.: Persönliche Kommunikation 2005

Türp, J. C.: Myoarthropathien des Kausystems: 40. Jahrestagung der DGFDT. Zahn Prax 11: 12–15 (2008)

Türp, J. C., Schindler, H. J.: Chronische Myoarthropathien des Kausystems. Schmerz 18: 109–117 (2004)

Türp, J. C., Schindler, H. J.: Myoarthropathie des Kausystems: IX Diagnostik: Schmerzanamnese. Zahn Prax 9, 3: 86–89 (2006)

Türp J. C., Schindler H. J.: Myoarthropathien des Kausystems: XIX- Therapie: Einführung. Zahn Prax 10,5: 352–356 (2007)

Türp, J. C., Schindler, H. J., Hugger, A.: Myoarthropathien des Kausystems: XIV-Diagnostik: Panoramaschichtaufnahme. Zahn Prax 9,8: 422–425 (2006)

Türp, J. C., John, M., Nilges, P., Jürgens, J., et al.: Schmerzen im Bereich der Kaumuskulatur und Kiefergelenke. Empfehlungen zur standardisierten Diagnostik und Klassifikation von Patienten. Manuelle Med 40: 55–67 (2002)

Umstadt, H. E.: Elektromyographisch gesteuerte Injektion von Botulinumtoxin A zur Therapie hyperaktiver Kaumuskulatur. Vortrag auf der 37. Jahrestagung der Arbeitsgemeinschaft für Funktionsdiagnostik und Therapie (AFDT) vom 26.10.–27.10. 2004 in Bad Homburg

Vahle-Hinz, K., Clauss, I., Seeher, WD., Wolf, B., Rybczynski, A., Ahlers, MO.: Entwicklung eines drahtlosen Bruxismus-Messsystems zur Integration in Okklusionsschienen. Zeitschrift für Kraniomandibuläre Funktion 1, 2: 125–135 (2009)

Wander, R.: Das craniomandibuläre System. Dentalmagazin 1: 128–131 (2002)

Westerhuis, P.: Zervikogener Kopfschmerz: Perspektive eines Klinikers. In: *Piekartz, von H. J. M.* (Hrsg.): Kraniofaziale Dysfunktionen und Schmerzen. Thieme Verlag, Stuttgart/ New York 2001, 83–97

Wiesend, M., Kanehl, S., Esser, E.: Die Arthrozentese als hochwirksame Akuttherapie der Kiefergelenkarthralgie. Mund Kiefer Gesichts Chir. 10: 341–346 (2006)

Windeler, J.: Placebo-Effekte. Z. ärztl. Fortbild. Qual. Gesundh.wes. 101: 307–312 (2007)

Winzen, O., Christiansen, G.: Elektronische Funktionsanalyse – elektronische Funktionstherapie. Dental-Labor, XLIV, Heft 12: 2033–2043 (1996)

Wise, M. D.: Vom Misserfolg in der Rekonstruktion zum Erfolg in der Praxis. Quintessenz, Berlin 1996

Wühr, E.: Lokale zahnärztliche Therapie. In: Wühr E: Kraniofaziale Orthopädie. Ein interdisziplinäres Konzept zur Diagnostik und Therapie von Patienten mit Muskel und Gelenkschmerzen innerhalb und außerhalb des Kraniomandibulären Systems. Verlag für Ganzheitliche Medizin Dr. Erich Wühr GmbH, Bad Kötzting 2008

Zerssen, v. D., Koeller, D.-M.: Die Beschwerden-Liste. Beltz Test GmbH, Göttingen 2000

Zieglgänsberger, W.: Grundlagen der Schmerztherapie. In: Junker, U., Nolte, T. (Hrsg): Grundlagen der Speziellen Schmerztherapie. Urban und Vogel, München 2005: 17–49

Ziegler, C. M.: Osteogene Schmerzen. In: *Zöller, B., Zöller, J. E.*: Komplementäre Schmerztherapie in der Zahnheilkunde. Hippokrates Verlag, Stuttgart 1995, 37–41

Zimbardo, P. G., Gerrig, R. J.: Lernen und Verhaltensanalyse. In: *Zimbardo, P. G., Gerrig, R. J.*: Psychologie. Pearson Studium, München 2004: 242–290

Zöller, B.: Transkutane Elektrische Nervenstimulation (TENS). Anwenderbroschüre. Krauth und Timmermann, Hamburg 2000

Abbildungsverzeichnis

Abb. 1a
Bumann, A., Lotzmann, U.: Funktionsdiagnostik und Therapieprinzipien. Farbatlanten der Zahnmedizin, Band 12, Thieme Verlag, Stuttgart 2000, Seite 26, Bild Nr. 57

Abb. 2
Ash, M. M., Schmidseder, J.: Schienentherapie. 2., neu bearbeitete Aufl., Urban & Fischer Verlag, München, Jena 1999, Seite 15, Abb. 2-1

Abb. 3
Slavicek, R.: Das Kauorgan. Funktionen und Dysfunktionen. Gamma Medizinisch-wissenschaftliche Fortbildungsgesellschaft, Klosterneuburg 2000, Seite 100, Abb. 74

Abb. 4
Slavicek, R.: Das Kauorgan. Funktionen und Dysfunktionen. Gamma Medizinisch-wissenschaftliche Fortbildungsgesellschaft, Klosterneuburg 2000, Seite 85, Abb. 51

Abb. 5
Schöttl, R., Losert-Bruggner, B. (Hrsg.): ICCMO-Kompendium 2004. Das Jahreskompendium des International College of Cranio-Mandibula Orthopedics, Sektion Deutschland e.V., Rastatt o. J., Seite 19, Abb. 1

Abb. 8
Koeck, B. (Hrsg.): Praxis der Zahnheilkunde. Band 8: Funktionsstörungen des Kauorgans. 3. Aufl., Urban & Schwarzenberg, München 1995, Seite 166, Abb. 21

Abb. 9
Freesmeyer, W. B.: Zahnärztliche Funktionstherapie. Carl Hanser Verlag, München, Wien 1993, Seite 141, Abb. 109

Abb. 10
Travell, J. G; Simons, D. G.: Handbuch der Muskel-Triggerpunkte. Obere Extremität, Kopf und Rumpf. Urban & Fischer Verlag, 2. Aufl., München, Jena 2002, Seite 350, Abb. 8.1

Abb. 11
Travell, J. G; Simons, D. G.: Handbuch der Muskel-Triggerpunkte. Obere Extremität, Kopf und Rumpf. Urban & Fischer Verlag, 2. Aufl., München, Jena 2002, Seite 371, Abb. 9.1

Abb. 26
dentaConcept, Hamburg, Autor: PD Dr. Oliver Ahlers.

Abb. 40
Bauer, A., Gutowski, A.: Gnathologie – Einführung in Theorie und Praxis, Quintessenz Verlags-GmbH, Berlin 1975, 184 (3.), Seite 155, Abb. 193

Abb. 41
Suckert, R.: Okklusionskonzepte. Verlag Neuer Merkur, 2. Aufl., München 1999, Seite 126, Abb.: 15

Abb. 46
Jonas, K.-P., 16321 Bernau

Abb. 50a–b
Schulz-Bongert, J.: Konzept der restaurativen Zahnheilkunde. Angewandte gnathologische Systematik. 3. Aufl. Siegfried Klages Verlag, Berlin 1985, Seite 119, Abb.: 10.2-2, 10.2-4

Abb. 51a
KaVo Dental GmbH, 88400 Biberach/Riß

Abb. 51b
SAM® Präzisionstechnik GmbH, 82131 Gauting bei München

Abb. 51c
Dentron GmbH, 97204 Höchberg

Abb. 51d
zebris Medizintechnik GmbH, 88316 Isny im Allgäu

Abb. 54
MediTECH Electronic GmbH, 30900 Wedemark

Abb. 56
Schwa-medico Medizinische Apparate Vertriebsgesellschaft mbH, 35630 Ehringshausen

Abb. 57
ZM 22 (2004), Deutscher Ärzte Verlag GmbH, Seite 50, Abb. 1 (Foto: W. B. Freesmeyer)

Abb. 59
ZM 22 (2004), Deutscher Ärzte Verlag GmbH, Seite 52, Abb. 9

Abb. 63a–b, 64, 65
e-motion SARL, F-91944 Courtaboeuf

Abb. 68
MaRhyThe-Systems GmbH & Co. KG, 82194 Gröbenzell

Abb. 69a–c
ICCMO-Brief. International College of Cranio-Mandibular Orthopedics, Sektion Deutschland e.V., 6. Jg., Ausg. 1, Januar 1999, Seite 14

Abb. 70, 71, 73
Wise, M. D.: Failure in the restored dentition: management and treatment. Quintessence Publishing Co. Ltd. London, 1995, Seite 244, Abb 12.8a–12.8c

Tab. 5
Hugger, A.: Schmerz 16,5 (Sonderdruck: Orofazialer Schmerz): 361 (09/2002)

Abdruck mit freundlicher Genehmigung der Verlage und Firmen

Adressen

AFO – Akademie für Osteopathie e. V.
Römerschanzweg 5
82131 Gauting
Tel.: 089 89340068
Fax: 089 89340016
Homepage:
www.osteopathie-akademie.de
E-Mail: info@osteopathie-akademie.de

AWMF
Arbeitsgemeinschaft der Wissen-
schaftlichen Medizinischen Fach-
gesellschaften e.V.
Geschäftsstelle
Ubierstr. 20
40223 Düsseldorf
Tel.: 0211 312828
Fax: 0211 316819
Homepage: www.awmf.org
E-Mail: awmf@awmf.org
Informationen zu den Leitlinien:
www.leitlinien.net

DÄGfA
Deutsche Ärztegesellschaft für
Akupunktur e. V.
Würmtalstr. 54
81375 München
Tel.: 089 7100511
Fax: 089 7100525
Homepage: www.daegfa.de
E-Mail: fz@daegfa.de

DGFDT
Deutsche Gesellschaft für Funktions-
diagnostik und Therapie in der DGZMK
Geschäftsstelle der DGFDT
Liesegangstr. 17 a
40211 Düsseldorf
Tel.: 0211 2806640
Fax: 0211 28066411
Homepage: www.dgfdt.de
E-Mail: Geschaeftsstelle@dgfdt.de

DGBfb
Deutsche Gesellschaft für
Biofeedback e. V.
c/o Präsident:
Dipl.-Psych. Lothar Niepoth
Leopoldstr. 149a
80804 München
Tel.: 08051 9616649
Fax: 08051 9616649
Homepage: www.dgbfb.de
E-Mail: sekretariat@dgbfb.de

DGPSF
Deutsche Gesellschaft für Psychologi-
sche Schmerztherapie und Forschung
Präsident
Prof. Dr. Michael Pfingsten
Schmerzklinik im Zentrum Anästhesiolo-
gie, Rettungs- und Intensivmedizin
Universitätsmedizin Göttingen
Robert-Koch-Str. 40
37075 Göttingen
Tel.: 0551 398816
Fax: 0551 394164
Homepage: www.dgpsf.de
E-Mail: praesidium@dgpsf.de

DGSS
Deutsche Gesellschaft zum Studium
des Schmerzes e.V.
DGSS-Geschäftsstelle
Obere Rheingasse 3
56154 Boppard
Tel.: 06742 800121
Fax: 06742 800122
Homepage: www.dgss.org
E-Mail: info@dgss.org
Informationen zum Interdisziplinären
Arbeitskreises für Mund- und Gesichts-
schmerzen:
http://www.dgss.org/index.php?id=50

DGZH
Deutsche Gesellschaft für zahnärztliche
Hypnose e.V.
Esslinger Str. 40
70182 Stuttgart
Tel.: 0711 2360618
Fax: 0711 244032
Homepage: www.dgzh.de
E-Mail: mail@dgzh.de

DGZMK
Deutsche Gesellschaft für Zahn-, Mund-
und Kieferheilkunde
Liesegangstr. 17 a
40211 Düsseldorf
Tel.: 0211 6101980
Fax: 0211 61019811
Homepage: www.dgzmk.de
E-Mail: dgzmk@dgzmk.de

DRK-Schmerz-Zentrum Mainz
Auf der Steig 6
55131 Mainz
Tel.: 06131 9880
Fax: 06131 988705
Homepage:
www.drk-schmerz-zentrum.de
E-Mail: patinfo@drk-schmerz-zentrum.de

ICCMO
International College of
Cranio-Mandibular Orthopedics
Sektion Deutschland e. V.
Vereinssitz:
Schuhstr. 35
91052 Erlangen
Homepage: www.iccmo.de
E-Mail: info@iccmo.de

STK
Schmerztherapeutisches Kolloquium
Deutsche Gesellschaft für Schmerz-
therapie e.V.
Adenauer Allee 18
61440 Oberursel
Tel.: 06171 28600
Fax: 06171 286069
Homepage: www.dgschmerztherapie.de
E-Mail: info@dgschmerztherapie.de

Materialliste/Bezugsadressen

Alginatadhäsiv

Coltène/Whaledent GmbH + Co. KG
Raiffeisenstr. 30
89129 Langenau
Tel.: 07345 8050
Fax: 07345 805201
Homepage: www.coltene.com
E-Mail: info@coltenewhaledent.de

Allgemeine Depressionsskala (ADS), Beschwerden-Liste (B-L)

Testzentrale Göttingen
Robert-Bosch-Breite 25
37079 Göttingen
Postfach 3751
37027 Göttingen
Tel.: 0551 50688-14 oder -0
Fax: 0551 5068824
Homepage: www.testzentrale.de
E-Mail: testzentrale@hogrefe.de

Aqualizer, Gelkissen

Dentrade International e.K.
Inh. Peter Bausch
Monheimer Str. 13
50737 Köln
Tel.: 0221 9742834
Fax: 0221 9742836
Homepage: www.aqualizer.de
E-Mail: info@aqualizer.de

Biofeedbackgerät

MediTECH Electronic GmbH
Langer Acker 7
30900 Wedemark (OT Bissendorf)
Tel.: 05130 977780
Fax: 05130 9777822
Homepage: www.meditech.de
E-Mail: service@meditech.de

Bite Compound

GC GERMANY GmbH
Seifgrundstr. 2
61348 Bad Homburg
Tel.: 06172 995960
Fax: 06172 9959666
Homepage:
www.germany.gceurope.com
E-Mail: info@germany.gceurope.com

Borderlock Abform-Löffel, Luxa-Bite®, GC Bite Compound, Lichtkunstoff Arrow Traxx, Schieblehre nach Beerendonk, Wasserbad „Aquarius"

I-Dent GbR
Haid, Rimmele, Bodenburg, Gutowski
Poingerstr. 2
85551 Kirchheim-Heimstetten
Tel.: 0700 69699090
Fax: 0700 69009090
Homepage: www.i-dent.org
E-Mail: info@i-dent.org

CMD-Kurzbefund, CMDmeter, Konsiliarbogen Bildgebende Diagnostik

dentaConcept Verlag GmbH
Centrum für innovative Medizin (CiM)
Falkenried 88 (Haus C)
20251 Hamburg
Tel.: 0700 33682366
Fax: 0700 33682329
Homepage: www.dentaconcept.de
E-Mail: info@dentaconcept.de

Da Vinci Pinsel Nr. 3

Künstlerpinselfabrik DEFET GmbH
Tillystr. 39-41
90431 Nürnberg
Tel.: 0911 961280
Fax: 0911 9612840
Homepage: www.davinci-defet.com
E-Mail: order@davinci-defet.com

Delar Surfactant Oberflächen-entspanner

DeLar Corporation
P.O. Box 226
Lake Oswego
OR 97034
U.S.A.
Homepage: www.delar.com
Bezug über den Dentalhandel

Guttaperchastangen

Produits Dentaires SA
Rue des Bosquets 18
1800 Vevey
Schweiz
Tel.: +41 21 9212631
Fax: +41 21 9213979
Homepage: www.pdsa.ch
Händlerverzeichnis für Deutschland:
http://www.pdsa.ch/europe-distributors.php

Honigum-MixStar Putty, Lichthärtendes Löffelmaterial Supertec, LuxaBite®

DMG
Chemisch-Pharmazeutische Fabrik
GmbH
Elbgaustr. 248
22547 Hamburg
Tel.: 0800 3644262
Homepage: www.dmg-dental.com
E-Mail: info@dmg-dental.com
Händlerverzeichnis für Deutschland:
http://www.dmg-dental.com/de/haendler/1/Europa/Deutschland.html

MaRhyThe®

MaRhyThe-Systems GmbH & Co. KG
Industriestraße 29
82194 Gröbenzell
Tel.: 08142 504637
Fax: 08142 504636
E-Mail: info@marhythe-systems.de
Homepage: www.marhythe-systems.de

NTI-tss

Vertrieb für Deutschland:
e-motion SARL
Villebon, BP 116
91944 Courtaboeuf
FRANKREICH
Tel.: 0180 2366 8466
Fax: 0800 101096130
Homepage: www.e-motion.eu.com
E-Mail: nti.info@e-motion.eu.com

Okklusionsfolie Bausch Arti-Fol 8

Dr. Jean Bausch KG
Oskar-Schindler-Str. 4
50769 Köln
Tel.: 0221 709360
Fax: 0221 7093666
E-Mail: info@bauschdental.de
Homepage: www.bauschdental.de
Händleradressen auf Anfrage

Ortha S®

Klaus-Peter Jonas
Neuer Schulweg 6
16321 Bernau
Tel.: 03338 2779
Fax: 03338 755805
E-Mail: ztjonas@gmx.de
Homepage: www.orthas.de

PMR-Infos

DRK Schmerz-Zentrum Mainz
Auf der Steig 16
55131 Mainz
Tel.: 06131 9880
Fax: 06131 988705
Homepage:
www.drk-schmerz-zentrum.de
E-Mail: patinfo@drk-schmerz-zentrum.de
Download der pdf-Broschüre:
http://www.drk-schmerz-zentrum.de/
content/07_infos/7-3_informations-
material.php

PMR-CDs

Schmerzklinik Kiel
Klinik für neurologisch-verhaltensmedizi-
nische Schmerztherapie
Heikendorfer Weg 9-27
24149 Kiel
Tel. 0431-20099-0
Fax 0431-20099-129
Homepage: www.schmerzklinik.de
E-Mail: kiel@schmerzklinik.de
Hörproben: www.schmerzklinik.de/
service-fuer-patienten/tontraeger-fuer-
entspannungsuebungen

Neuro-Media GmbH
Zum Hegenwohld 15 a
24214 Noer
Tel.: 04346 36005
Fax: 04346 36004
Homepage: www.neuro-media.de
Hörprobe und Tonträger-Bestellung:
http://www.neuro-media.de/html/
-progressive_muskelrelaxation.html

Registriersysteme

Dentron GmbH
(Freecoder BlueFox®)
Dentale Mess- und Informationssysteme
Eduard-Buchner-Str. 8
97204 Höchberg
Tel.: 09931 406650
Fax: 09931 4066555
Homepage: www.dentron.com
E-Mail: info@dentron.com

KaVo Dental GmbH
(Arcusdigma)
Bismarckring 39
88400 Biberach/Riß
Tel.: 07351 560
Fax: 07351 561488
Homepage: www.kavo.com
E-Mail: info@kavo.com

SAM® Präzisionstechnik GmbH
(Axioquick Recorder®)
Fussbergstr. 1
82131 Gauting bei München
Tel.: 089 8006540
Fax: 089 80065432
Homepage: www.sam-dental.de
E-Mail: info@sam-dental.de

Zebris Medzintechnik GmbH
(JMA-System)
Max-Eyth-Weg 43
88316 Isny im Allgäu
Tel.: 07562 97260
Fax: 07562 972650
Homepage: www.zebris.de
E-Mail: zebris@zebris.de

Shimstockfolie

Verschiedene Hersteller
Bezug über Dentalhandel

Sili Spray Haftlack

DETAX GmbH & Co. KG
Postfach 10 02 25
76256 Ettlingen
Tel.: 07243 5100
Fax: 07243 510100
Homepage: www.detax.de
E-Mail: post@detax.de
Händlerverzeichnis für Deutschland:
http://www.detax.de/de/dental/handels-
partner/handelspartner.php?thisID=22

Stabilo OHPen 196 extrafine

STABILO International GmbH
Schwanweg 1
90562 Heroldsberg
Tel.: 0911 5670
Fax: 0911 5674444
E-Mail: info@stabilo.com
Homepage: www.stabilo.com
Händlersuche für Deutschland:
http://www.stabilo.com/pages-de/
info-feedback/addresses.php

Tacky-Stops Van-R

Dux Dental
Zonnebaan 14
3542 EC Utrecht
Niederlande
Tel.: +31 30 2410924
Fax: +31 30 2410054
Homepage: www.dux-dental.com
E-Mail: info@dux-dental.com
Bezug über Dentalhandel

TENStem dental

schwa-medico
Medizinische Apparate Vertriebsgesell-
schaft mbH
Wetzlarer Str. 41–43
35630 Ehringshausen
Tel.: 06443 8333110
Fax: 06443 8333119
Homepage: www.schwa-medico.de
E-Mail: info@schwa-medico.de

Visuelle Analogskala

Mundipharma GmbH
Mundipharma Str. 2
65549 Limburg/Lahn
Tel.: 06431 7010
Fax: 06431 74272
Homepage: www.mundipharma.de
E-Mail: info@mundipharma.de
Information zur Schmerzskala:
www.mundipharma.de/schmerztherapie/
therapie/schmerz-messen.html

X-acto Messer

Elmer's Products
Inc. 1 Easton Oval
Columbus
Ohio 43219
Homepage: www.xacto.com
Bezug über Dentalhandel

Verzeichnis der Formularmuster (CD-ROM)

Anamnese, S. 65:

CMD-Anamnese.pdf

Klinische Funktionsanalyse, S. 93 f.:

Klinische Funktionsanalyse.pdf
Klinische Funktionsanalyse_Auswertung.pdf

Psychosoziales Screening GCPS/GCS, S. 98:

GCPS/GCS-Fragebogen.pdf
GCPS/GCS-Fragebogen_Auswertung.pdf

Schmerzdiagnostik, S. 103 ff.:

Schmerzfragebogen_komplett.pdf
Persönliche Angaben.pdf
Hauptbeschwerden.pdf
Frühere Behandlungen.pdf
Schmerzlokalisation.pdf
Schmerzbeginn.pdf
Schmerzqualität.pdf
Schmerzzeiten.pdf
Schmerzstärke und Begleiterscheinungen.pdf
Schmerzbeeinflussende Umstände.pdf

Sachverzeichnis

Fundiertes Expertenwissen zum günstigen Preis!

Die Spitta-Fachbücher sind für die Praxis übersichtlich gegliedert, reich bebildert und mit hilfreichen Randnotizen versehen. Seite für Seite liefern sie fundiertes Fachwissen, das sich schnell und einfach im Praxisalltag umsetzen lässt.

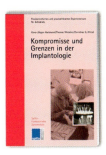

Hans-Jürgen Hartmann, Thomas Weischer, Cornelius G. Wittal
Kompromisse und Grenzen in der Implantologie
Broschur, 172 Seiten, 20 Schwarzweiß- und 43 Farbabbildungen
ISBN 978-3-934211-82-7, € 19,90

Eine praxisbezogene Darstellung zur Vermeidung von Misserfolgen in der Implantologie. Mit Fallbeispielen zur erfolgreichen Therapie von Grenz- situationen und konkreten Hilfestellungen für die Patientenaufklärung, Dokumentation und Behandlungsplanung, um juristische Auseinander- setzungen im Vorfeld auszuschließen.

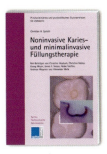

Christian H. Splieth
Noninvasive Karies- und minimalinvasive Füllungstherapie
Broschur, 214 Seiten, 142 Farbabbildungen und
Flow-Charts zum Behandlungsablauf
ISBN 978-3-934211-64-3, € 19,90

Ein Neuansatz für die minimalinvasive Kariestherapie, der von einem fließenden Übergang von der Prävention über die non- bis zu den minimalinvasiven Maßnahmen ausgeht und nicht einfach nur die Über- tragung Black'scher Lehrsätze auf kleine Defekte fortschreibt.

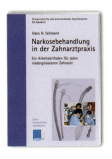

Hans H. Sellmann
Narkosebehandlung in der Zahnarztpraxis
Broschur, 186 Seiten, 92 Farbabbildungen, Anamnesebögen, Korrespondenzvorschläge, Fallbeispiele
ISBN 978-3-934211-45-2, € 19,90

Ein Arbeitsleitfaden zur Behandlung von Problempatienten sowie von Patienten mit umfangreichen Sanierungen. Unter der Prämisse eines maßvollen Umgangs mit der Narkosebehandlung gibt der Autor seine langjährigen Praxiserfahrungen an jeden niedergelassenen Zahnarzt weiter.

Spitta Verlag GmbH & Co. KG
Ammonitenstraße 1
72336 Balingen
Tel.: 07433 952 - 0
Fax: 07433 952 - 111

Jetzt bestellen und
sofort profitieren!

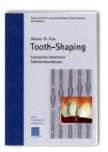
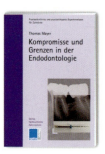
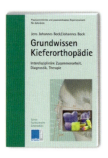

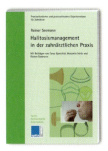
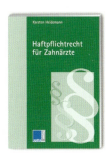
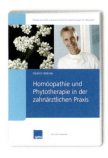

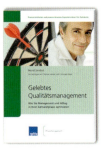
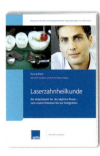
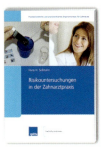

Sammeln Sie Zertifizierungspunkte im Internet!

Unter **http://zahnmedizin.spitta.de/fortbildung** finden Sie für alle Neuerscheinungen einen entsprechenden Fragebogen. Für die richtigen Antworten erhalten Sie eine Urkunde im PDF-Format und 3 **Fortbildungspunkte gemäß den Richtlinien der BZÄK und der DGZMK**.

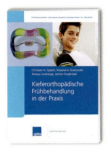

C. H. Splieth, R. Grabowski, T. Gedrange, J. Fanghänel
Kieferorthopädische Frühbehandlung in der Praxis
November 2007
Broschur, 239 Seiten, 209 Abbildungen
ISBN 978-3-938509-48-7, € 42,80

Beschrieben werden in diesem Fachbuch die derzeit auch von den Krankenkassen getragenen Problembereiche Lutsch-Habit bzw. offener Biss, Kreuzbiss, frühzeitiger Milchzahnverlust und Lückenhalter ebenso wie die Progenie in ihrer Ausprägung. Vorteile und Prinzipien der Frühbehandlung werden eingehend erläutert und exemplarisch an Fallbeispielen demonstriert.

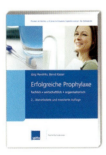

Jörg Hendriks, Bernd Kaiser
Erfolgreiche Prophylaxe
fachlich – wirtschaftlich – organisatorisch
2., überarbeitete und erweiterte Auflage Januar 2008
Broschur, 191 Seiten, 29 zweifarbige Abbildungen, 22 Tabellen
ISBN 978-3-938509-51-7, € 34,80

Der Leitfaden vermittelt fachliches Hintergrundwissen und Konzepte zur betriebswirtschaftlichen sowie organisatorischen Umsetzung. Prophylaxeleistungen können so nachhaltig erfolgreich in den Praxisablauf integriert werden. In der 2. Auflage wurde das Werk aktualisiert und um Ausführungen über patientenzentrierte Kommunikation ergänzt.

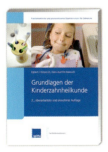

Egbert J. Körperich, Hans-Joachim Maiwald
Grundlagen der Kinderzahnheilkunde
2., überarbeitete und erweiterte Auflage April 2008
Broschur, 191 Seiten, 104 Abbildungen
ISBN 978-3-938509-68-5, € 34,80

Der bewährte Ratgeber informiert über Füllungstherapie und Endodontie bei Kindern, die Behandlung von Unfallverletzungen und vorzeitigem Milchzahnverlust. Psychologische Tipps und Empfehlungen zur Schmerzvermeidung erleichtern dem behandelnden Zahnarzt den Aufbau einer Behandlungskooperation.

Spitta Verlag GmbH & Co. KG
Ammonitenstraße 1
72336 Balingen
Tel.: 07433 952 - 0
Fax: 07433 952 - 111

**Mehr Informationen und Leseproben
finden Sie im Internet unter**
www.spitta.de/fachbuecher

Ihre individuelle Bibliothek der praktischen Zahnheilkunde!

Die kompakten Spitta-Fachbücher greifen aktuelle Themen der Zahnmedizin praxisnah auf und bringen sie zielgerichtet auf den Punkt. Lösungsorientiert unterstützen sie den Zahnarzt in seinem beruflichen Alltag – durch praxisorientiertes und praxiswirksames Expertenwissen.

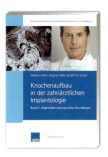

Wolfram Hahn, Stephan Klotz, Rudolf M. Gruber
Knochenaufbau in der zahnärztlichen Implantologie
Band 1: Allgemeine und operative Grundlagen
Februar 2008
Broschur, 226 Seiten, 116 Abbildungen
ISBN 978-3-938509-49-4, € 39,80

Die Autoren ermöglichen ein grundlegendes Verständnis der Knochenregeneration. Zudem werden Faktoren erläutert, die den Implantaterfolg beeinflussen können, und mögliche Ersatzmaterialien vorgestellt. Bilderreich wird der Leser in Membrantechnik sowie in Schnittführung und Naht eingeführt.

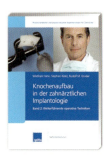

Wolfram Hahn, Stephan Klotz, Rudolf M. Gruber
Knochenaufbau in der zahnärztlichen Implantologie
Band 2: Weiterführende operative Techniken
März 2008
Broschur, 263 Seiten, 419 Abbildungen und Grafiken
ISBN 978-3-938509-67-8, € 42,80

Modifizierende und optimierende Techniken wie Bonespreading oder Bonesplitting, die Augmentation mithilfe intraoral gewonnener Knochentransplantaten und die Sinusliftoperation werden Schritt für Schritt erläutert. Vorhandene Grundlagen können praxisnah und anschaulich vertieft werden.

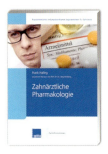

Frank Halling
Zahnärztliche Pharmakologie
August 2008
Broschur, 243 Seiten, 47 Abbildungen und 23 Tabellen
ISBN 978-3-938509-60-9, € 42,80

Ausführlich beschrieben werden die Arzneimittelgruppen Analgetika, Antibiotika und Lokalanästhetika. Weitere Kapitel widmen sich der Behandlung von Risikopatienten, rechtlichen Aspekten der Pharmakotherapie und der Selbstmedikation mit Arzneimittelkauf im Internet – so fundiert wie notwendig und so praktisch wie möglich.

Spitta Verlag GmbH & Co. KG
Ammonitenstraße 1
72336 Balingen
Tel.: 07433 952 - 0
Fax: 07433 952 - 111

Mehr Informationen und Leseproben finden Sie im Internet unter
www.spitta.de/fachbuecher

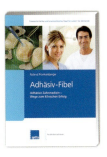
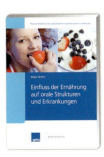
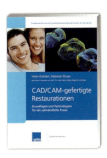

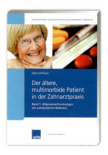
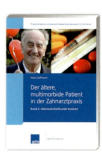
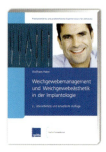

Ihre individuelle Bibliothek der praktischen Zahnheilkunde!

Die kompakten Spitta-Fachbücher greifen aktuelle Themen der Zahnmedizin praxisnah auf und bringen sie zielgerichtet auf den Punkt. Lösungsorientiert unterstützen sie den Zahnarzt in seinem beruflichen Alltag – durch praxisorientiertes und praxiswirksames Expertenwissen.

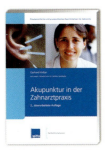

Gerhard Hieber
Akupunktur in der Zahnarztpraxis
2., überarbeitete Auflage Mai 2009
Broschur, 320 Seiten, 113 Abbildungen und Grafiken
ISBN 978-3-938509-64-7, € 34,80

Eine umfassende, praxisnahe Darstellung der Akupunktur, die der komplexen Beziehung von Zähnen und Körper Rechnung trägt. Im Mittelpunkt stehen für den Zahnarzt geeignete Mikroakupunktursysteme. Zahlreiche ganzseitige Grafiken ermöglichen eine präzise Umsetzung.

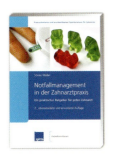

Sönke Müller
Notfallmanagement in der Zahnarztpraxis
Ein praktischer Ratgeber für jeden Zahnarzt
2., überarbeitete und erweiterte Auflage September 2009
Broschur, 219 Seiten, 66 Abbildungen
ISBN 978-3-941964-00-6, € 34,80

Der kompakte Leitfaden ist speziell auf die Situation des Zahnmediziners zugeschnitten. Mithilfe von Basismaßnahmen, Therapieschemata zum Nachschlagen und einem effektiven Notfall-QM kann er auch in Ausnahmesituationen souverän handeln.

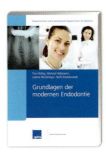

Tina Rödig, Michael Hülsmann, Sabine Nordmeyer, Steffi Drebenstedt
Grundlagen der modernen Endodontie
Juli 2009
Broschur, 280 Seiten, 184 Abbildungen
ISBN 978-3-938509-91-3, € 39,80

Das Fachbuch stellt Grundlagen der orthograden Endodontie dar, ohne eine Spezialisierung oder immensen apparativen Aufwand vorauszusetzen. Neben Diagnostik, Schmerztherapie sowie vorbereitenden Maßnahmen wird der Arbeitsprozess detailliert erläutert. Zudem geben die Autoren einen Überblick über aktuell geeignete Instrumente und Materialien.

Spitta Verlag GmbH & Co. KG
Ammonitenstraße 1
72336 Balingen
Tel.: 07433 952 - 0
Fax: 07433 952 - 111

Mehr Informationen und Leseproben finden Sie im Internet unter
www.spitta.de/fachbuecher

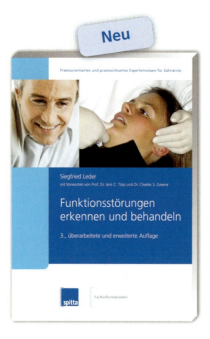